健康増進外来

理想の糖尿病外来をめざして

著 佐藤元美 岩手医科大学臨床教授
　　松嶋　大 国保藤沢町民病院内科長

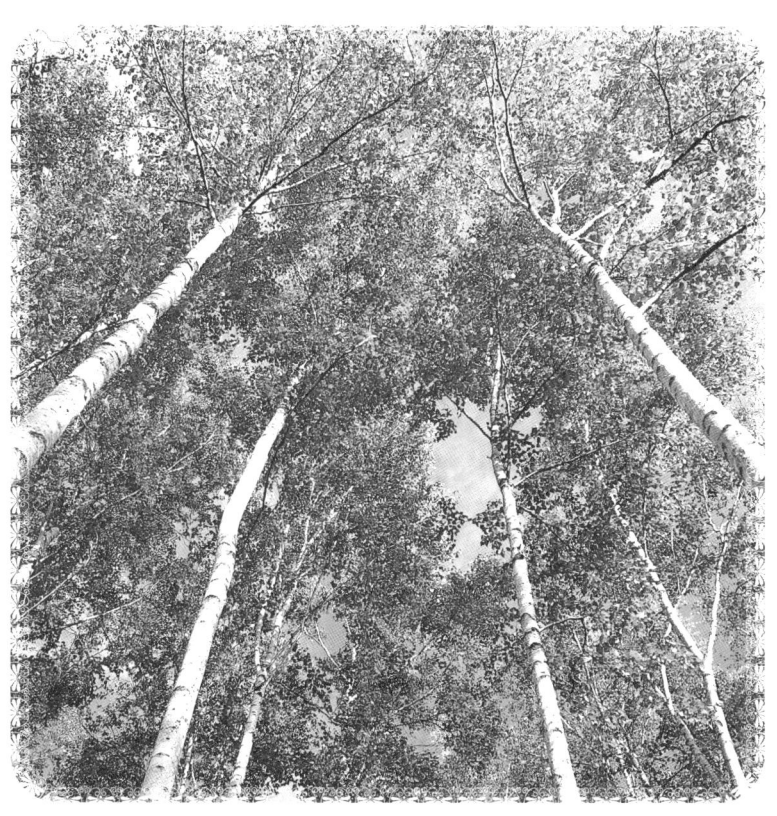

株式会社 新興医学出版社

序文

　良い仕事である条件はどんなものであろうか。良い意図から発して，周到な準備があり，謙虚な柔軟性と確固たる意志という矛盾した要素を兼ね備え，現実の世界で成果を挙げるだけでは足りない。振り返り評価をしなければならない。

　藤沢町民病院で松嶋　大先生と私が中心となり，糖尿病診療をもっと患者の役に立つものに改善したいと願い2004年から健康増進外来を始めました。医師，看護師，患者の三者がそれぞれ持っている思い込みを取り払い新しい外来を模索してきました。最初は遠慮がちに，徐々に確信を持って，健康増進外来は役に立つ，楽しい方法だと考えるようになりました。各医療機関が新しく健康増進外来を導入しやすいように基本的な考え方と具体的方法についてまとめられた本が必要と思い，この本を出版することにしました。
　この本の多くの部分は健康増進外来立ち上げに貢献し，現在は藤沢町民病院内科長として健康増進外来を担当している松嶋　大先生が執筆しています。私は健康増進外来立ち上げの背景，精神，目的，方法論を概説，将来を展望しました。
　糖尿病という現代を代表する疾病の診療を，生物医学的な観点に偏らず心理・社会的なサポートを重視して改善していきたいと考える医師にぜひ手に取っていただきたい。生活習慣病診療における外来看護とはなにかを悩んでいる看護師にも一読をお勧めしたい。生活習慣，特に食習慣を無理なく変容したいと考えている栄養士にも読んでいただきたい。

　健康増進外来は生まれたばかりの柔らかい方法論です。読者からのご批判，ご意見，ご連絡，できれば新しく健康増進外来を始めたというご報告を心からお待ちいたします。

　健康増進外来に早くから賛同いただき，実践されている小田倉弘典先生には，素敵な文章を寄せていただきました。

せかさず気長に見守っていただいた新興医学出版社には深謝をささげたいと思います。

2011年 春

佐藤元美

「健康増進外来」で何が変わったか

　「生活習慣病患者の外来」——それは（少なくとも私にとっては）マンネリズムに最も陥りやすいフォーマットである。検査値の確認と薬物療法での対処，通り一遍の生活指導。それを数分でこなすこと。看護師は採血役に終始する。大いなる違和感を覚えつつも繰り返しの日々を送っていた2007年5月，ある雑誌で佐藤元美先生の「健康増進外来」記事を目にし，事態は一変する。8月には藤沢町民病院を見学，その後曲折を経て，2008年10月，土橋内科医院における健康増進外来を立ち上げるに至った。

　当院の健康増進外来の流れは，生活習慣病患者を対象に，1人1時間程度の完全予約制，患者ごとに担当看護師を決め，「傾聴する」「指導をしない」「患者の感情に敏感になる」の3つを基本姿勢として面談を行い，患者自身が行動目標を立案し，セルフチェック表に実行の結果を記載してもらう，という藤沢町民病院モデルをベースにしている。ただし，より実行期，維持期にある人は管理栄養士による食事指導を主眼とし，関心期，準備期の人はおもに看護師が受け持つ（オーバーラップもあり得る）形をとっている。また当院は循環器内科を標榜しており，他の大病院から逆紹介の形で二次予防を引き受けることが多いが，初回または2回目受診時に，今何が知りたいのか，何が不安なのか，自分は心疾患そのものあるいは治療に対してどう思っているかといった，いわゆる知識ニーズ，不安，解釈モデルを傾聴することを主眼とした時間を，やはり看護師が担当することによりいわば健康増進外来の亜型として行っている。

　立ち上げて2年，何が変わったのだろう？　話を聞いてもらえることで俄然やる気が出，行動変容につながる人もいる。HbA1cも驚くほど改善される場合もある。一方，看護師に話をするだけで満足してしまい，行動変容に至らないケースもある。総じてアウトカムは良い方向に向かっている様である。また医療者自身のやりがい感は確実に好転している。でもアウトカムや満足度ばかりに目を奪われるのはどうだろう？　そもそもこの外来の真骨頂は，患者と医療者の「関係性」を変えることではないのだろうか？　セルフモニタリングで×が多い，なぜそうだったのか，患者の話に耳を傾け，看護師，医師とともにその原因を考えながら前に進んで行く。そうした双方向の関係性あるいはそ

の関係性が回を重ねるごとに変わって行く。患者のHbA1cが変化するのと平行して，関係性そのものが変化し活性化する。それこそが最も大切なのではなかろうか？　健康増進外来は，私たち医療者に，大事なことは患者―医療者の関係そのものであることを気付かせてくれるのである。

土橋内科医院　小田倉弘典

目　次

第Ⅰ部　健康増進外来創設 ―――――― 1
1. 健康増進外来までの道 ……………………… 2
2. 町民病院ができるまで ……………………… 2
3. 町民病院ができてから ……………………… 3
4. 増大する生活習慣病患者 …………………… 4
5. 理想の糖尿病外来とは ……………………… 5
6. 糖尿病研究会 ………………………………… 5
7. 健康増進外来の由来 ………………………… 6
8. 保健・医療・福祉の主要テーマの変遷 …… 7
9. 生活習慣病をどう捉えるか ………………… 8
10. いよいよ健康増進外来の始まり …………… 9
11. 看護師の体制 ………………………………… 10
12. 健康増進外来の精神 ………………………… 11

第Ⅱ部　健康増進外来の実際 ―――――― 13
1. 健康増進外来の実践にあたって心掛けておくこと … 14
2. 健康増進外来の対象患者 …………………… 14
3. 健康増進外来のスタッフ …………………… 16
4. 担当看護師制度 ……………………………… 17
5. 健康増進外来の外来診療の進め方 ………… 19
6. 健康増進外来の面談の基本 ………………… 23
7. セルフ・チェック表 ………………………… 25
8. 健康増進外来における生活習慣改善へのアプローチ … 27
9. 健康増進外来における医師の診察 ………… 33
10. 健康増進外来の検査・評価指標 …………… 35
11. 健康増進外来の経営的側面 ………………… 37

第Ⅲ部　健康増進外来の効果 ―――――― 39
1. 健康増進外来の患者への効果 ……………… 40

2. 病院とスタッフへの効果 …………………………………………………… 44
　　3. 糖尿病外来診療への新風 …………………………………………………… 47
　　4. 実際の患者の経過 …………………………………………………………… 48
　　5. 患者の声 ……………………………………………………………………… 55

第Ⅳ部　健康増進外来のこれから ――――――――――― 59
　　1. フルタイム健康増進外来までの道 ………………………………………… 60

　　おわりに ………………………………………………………………………… 62
　　参考文献 ………………………………………………………………………… 65
　　巻末資料 ………………………………………………………………………… 69
　　索　　引 ………………………………………………………………………… 77

第Ⅰ部
健康増進外来創設

1. 健康増進外来までの道

　健康増進外来について関心が高まってきているので，ここで健康増進外来をふり返り，自分たちの意見をまとめておこうと意図し，この本を企画した。しかし，何から書き始めたものかと思案している間に，半年が過ぎてしまった。ついに，普段講演などで話している文脈，進め方で書くことにした。はじめに，藤沢町民病院のことに触れなければならない。藤沢町民病院なしには健康増進外来は生まれなかっただろうし，健康増進外来なしには藤沢町民病院の今日もなかったと言えるほど，健康増進外来は藤沢町民病院生まれの固有名詞なのだ。藤沢のこと，わたくし自身のことなど回り道をしながら，健康増進外来が生まれた背景を説明したい。

2. 町民病院ができるまで

　藤沢町民病院は岩手県藤沢町の人々が厳しい医療過疎からの脱却を目指して創られた病院である。藤沢町は岩手県南の北上高地の中にある山間の過疎の町である。主な産業は農業である。岩手県は公的病院，中でも県立病院が医療の中核を担っている。最も県立病院が多い時代には30の病院があった。しかし，昭和43年に医師確保困難と経営難のため2つの県立病院が廃止された。その1つが県立藤沢病院であった。それから藤沢町の医療は民間診療所と国保診療所に委ねられた。民間診療所の後継者がなく次々と廃院していき，ついには医師確保が不安定な2つの国保診療所が町の医療を担うようになった。当時町長を務めていた佐藤　守氏は町民の7割が町外で死を迎えていることに，自治体の役割を果たしていないと厳しい認識を持ち，きたる高齢化社会に対応し老後を安心して過ごせるための保健医療福祉の一体的なサービス提供を実現するための中核施設として町民病院創設を掲げた。昭和の終わりから始められた町民病院創設の運動は，当初は無謀なものとして退けられていたが，徐々に町内外に理解と支援を得てついに平成になり病院開設の許可が下りた。しかし，今も昔も医師不足の岩手県である。容易に医師確保のめどが立たない。様々な大学医

学部に支援を要請したが，承諾が得られない日々が続いた。自治医科大学から岩手県の卒業生が中心になって運営するのであれば支援をすると約束を得たため，自治医大を卒業後義務期間を終了してそのまま県立久慈病院に勤務していた私に着任の要請があった。当時，私は県立久慈病院で呼吸器内科を中心に診療をしていたが，大きな壁を感じていた。予防と介護が切り離された医療では，知識や技術が人の幸せにつながらないのではないかという悩みであった。肺癌や肺気腫の診断，治療も重要であるが，禁煙を通しての予防はより重要である。呼吸不全となり在宅で療養するためには，酸素，食事，介護などが欠かせない。そのどれもが不十分であり，それに貢献できないもどかしさがあった。保健医療福祉の一体的運営という佐藤　守氏の言葉に自分の進むべき道を見出したように感じた。

3. 町民病院ができてから

　平成5年に藤沢町民病院はどうにか開院した。自治医大地域医療学教室と大宮医療センター外科の支援を受けてのスタートだった。内科は専門分野を持たず全員がすべての領域を担当する総合診療方式とした。これまで病院がなかった町で，2つの国保診療所と統合する形で作られた病院は，藤沢町唯一の医科医療機関となった。このことは健康増進外来誕生と深い関係がある。
　病院が診療を開始すると，これまで町外の医療機関通院中だった患者，症状がありながらどこにも通院していなかった方，健診で異常を指摘されていながら検査を受けていなかった方などが大勢受診するようになった。次々と重大な疾患が発見された。内視鏡検査をすれば癌が，CT検査をすれば癌や大動脈瘤が，超音波検査をすると胆石や膀胱癌が毎週の様に発見され，手術など治療に進んでいく。町民病院のスタートはまさに疾風怒濤であった。患者は水際で命が救われたと感謝し，医師も自分たちの診療技術が患者の予後を改善していることを実感でき，充実した毎日だった。次第に癌の発見が少なくなるのに合わせて，カラードップラー心エコーを導入し弁膜症のスクリーニングを行い弁置換術に結びつけていった。次には血管造影を導入して閉塞性動脈硬化症を多数発見することができた。しかし，このような日々は5年ほどで終わった。検査

をしても治療を要する疾患は発見されなくなり，検査を受けていない患者もまれになった。次第に検査件数も減少した。

4. 増大する生活習慣病患者

　その頃から，明らかに外来患者の中心は慢性疾患，特に生活習慣病となった。糖尿病，高血圧症，高脂血症が主な疾患となり，患者は定期受診がほとんどで新患は少なくなった。高血圧症と高脂血症では薬物療法でコントロール良好となる割合が多いのに対して，糖尿病では薬物療法の効果が薄く，私たちと患者の関心は生活習慣を変えることに向かった。まずは全例に管理栄養士による食事療法を行うことにした。また，多職種で運営する糖尿病教室を開設した。個別栄養指導は驚くほど効果をあげた。また，糖尿病教室は栄養士が中心となりバイキング方式で実習を組み入れた。さらに，薬剤師から服薬指導やインスリンについて指導を行った。理学療法士からはウォーキングの実習を行った。糖尿病教室は始めのころは参加者が多く好評であった。

　ほとんどの患者で糖尿病コントロールが改善したが，意外なことに気がつき始めた。医師，看護師，栄養士，理学療法士の指導すべてを従順に受け入れたにもかかわらず，いちじるしい体重減少，意欲低下を来した例があった。また，一部の患者は「先生方の理屈はもっともだが，私の場合は………」と不規則な勤務や仕事上のつきあいなどを理由に指導に対する反撃を始めた。従順な患者は元気をなくし，指導に反発する患者は糖尿病コントロールの改善はないものの元気いっぱいであった。糖尿病教室も5年ほどで異変があった。参加する患者を確保するのが困難になった。他の患者に糖尿病と知られたくない，日中は忙しい，自分は使用していない薬について説明を聞いてもしょうがないなどが理由としてあげられたが，本当は患者の糖尿病療養に役立つ糖尿病教室になっていなかったためだと思う。

　糖尿病教室の前提条件として，1人1人の患者が十分な糖尿病療養についての知識を持てば，個々の患者は自分の生活に合わせて最適な療養を実践できるという期待がある。糖尿病教室への参加者が減少する中で気付いたことは1人1人の糖尿病が違う，生活習慣も違う，知識があっても実践できるとは限らな

いし，継続はなおさらであるということであった．

5. 理想の糖尿病外来とは

　糖尿病教室の失敗から，理想の糖尿病外来，糖尿病診療，糖尿病療養とは何かを考えるようになった．これまでの糖尿病診療にはどのような欠点があったのだろうか．何よりも短い診察時間，長い待ち時間がある．糖尿病のように定期受診が必要な患者にとっては大きな負担である．次には画一的な，あるいは押しつけの療養指導に思い当たる．糖尿病療養で重要なことは数多くある．食事療法，減塩，禁煙，定期服薬，運動などである．禁煙に関心がある医師は禁煙から指導し，アルコールが気になってしょうがない医師は節酒や断酒を求めてはいないだろうか．患者の生活習慣を正確に把握することは難しいが，ほとんど生活習慣を知らずに生活習慣を変えることを求めてはいないだろうか．そして何よりもどのような生活習慣改善にしても継続は持続的な努力が必要になる．わかってはいても続かないを乗り越えるためのサポートがないのもこれまでの糖尿病療養の欠点であった．そして，いつ，どのような順番で指導するのが正しいのだろうか．

　理想の糖尿病外来とは，患者1人1人の生活習慣や信条をよく理解し，患者にあった療養方法を選択し，患者が実践し，継続できるようにサポートできることである．患者に時間的な負担をかけないような配慮も重要である．

6. 糖尿病研究会

　このような経験をふまえて糖尿病研究会を立ち上げた．目的はスタッフ全員で糖尿病の基礎知識を共有すること，生活習慣を変えるための心理的サポートについて知識と技術を保健師から教わること，理想の糖尿病外来を考えることである．会長は自治医科大学地域医療学から着任したばかりの松嶋　大先生にお願いした．生活習慣病診療の改革に意欲的だったからである．

　糖尿病研究会は医師，看護師，管理栄養士，理学療法士，薬剤師，検査技師

が参加し，半年間にわたり糖尿病診療ガイドラインの精読，症例の検討などを行った．知識を整理し症例を共有化した．藤沢町保健センターの保健師は早くから個別健康教育に取り組み，成果を挙げていた．個別健康教育は禁煙，肥満，耐糖能障害などいくつかの領域があったが，中でも耐糖能障害への取り組みから学ぶべき点が多かった．生活習慣を変えるために心理的にサポートするとはどのようなことなのかを基礎的な心理理論とロールプレイで保健師から指導を受けた．プロチャスカのステージング理論とバンデューラの自己効力感の理論が中心であった．ロールプレイを通して心理的サポートにつながる面接技法を身につけることができた．

半年間続けた糖尿病研究会のまとめとして，理想の糖尿病外来について議論をした．自分が糖尿病だった場合，伴侶が，親がと仮定して，考えてみた．様々な現実的な制約を考慮に入れずに考えてみることにした．スタッフからは現在の糖尿病診療のあり方について批判がだされた．「待ち時間が長い」，「仕事と両立が難しい時間帯にしか受診できない」，「育児との両立が困難」，「療養している患者の話をよく聴かない」，「院内にリラックスできる環境がない，緊張している」，「毎回同じ質問をされる」などであった．それらの議論から，待たせない完全予約制，担当看護師がゆっくりと1時間かけて1ヵ月間をふり返る，夕方から夜の時間帯の専門外来の必要性が浮かび上がった．

普段の診療の制約を除いて理想の診療を想像することはとても楽しい経験になった．

7. 健康増進外来の由来

私たちの病院は，藤沢町の医療過疎を解消する目的で設立され，町内で唯一の医科医療機関である．加えて保健センターと連携し，町立介護施設とも連携して運営されていた．公的介護保険導入前夜とも言うべき平成8〜12年頃までは，保健医療福祉の連携が高らかに謳われた時代であった．しかし，私はそのことに違和感をもっていた．保健医療福祉の連携というのは保健活動ではなく，公的介護保険導入の地ならしのための老人保健施設を指し示しているように感じていたからだ．老人保健施設を平成8年に病院併設型で設立して運営し

て，確かに病院と特別養護老人ホームでは解決できなかった医療と介護と家庭のつながりが見えてきた。しかし，それは保健活動ではない。それならば保健センターと病院でできなかった新しい健康増進的医療を実践する道を探りたいと考えるようになった。そのような動きを指し示す言葉を探していた。ある医学系新聞に「パリの健康病院」の短い記事を発見した。詳しく調べてみるとWHOヨーロッパ事務局が1993年から現在まで行っているHealth promoting hospital projectに参加している病院の紹介だった。大規模なプロジェクトであり，ヨーロッパの44ヵ国が参加している。300以上の病院と320のその他の団体が参加し，病院の総合的質改善，病院文化の刷新を試みている。予防と治療，管理の一体化をその手法として提唱している。医療を営利目的と捉えないで，地域，患者，スタッフの健康を向上させていくことを目的と据えている。そのために予防と治療，管理を一体化させる必要があるとしている。ヨーロッパの各病院だけでなく，イギリスのNHSなど保険者の参加も促している。背景や制度はことなるものの国保直営医療機関として藤沢町民病院の進むべき道が見えたように思えた。進むべき理想を「健康病院構想」として，その最初の具体的取り組みとして「糖尿病のための健康増進外来」を位置づけた。

　名前は単なる名前のようでありながら，志や新しさを表現してくれる大切なものでもある。

8. 保健・医療・福祉の主要テーマの変遷

　藤沢町民病院は藤沢町の保健・医療・福祉を統合する福祉医療センターの中核部門であり，私はセンター長も兼務している。そのため，保健・医療・福祉が地域や時代と共に変わるべきであると考える。戦後からこれまでの主要なテーマと方法論を自分なりにふり返り，これからについても考えてみた。

　第1段階は戦後から20年ほどの時代であり，注目点は貧困と劣悪な衛生環境である。主なテーマは伝染病と乳幼児死亡であり，予防すべき対象は「とても早すぎる死」であったろうと推測する。

　第2段階は昭和40年から昭和の終わりまでであり，注目点はX線透視や血圧値など検査データである。主なテーマは高血圧症からの脳出血と中年層の胃

癌死亡である。予防すべき対象は「早すぎる死」であったろう。

第3段階は平成の始まりから公的介護保険導入の平成12年までと考える。高齢者の増加が誰の目にも明らかになった時代である。注目点はADL（日常生活動作能力）であり，主なテーマは寝たきりである。予防すべき対象は「寝たきりに引き続く家族の不幸」であったように思う。

第4段階は現代となる。注目点はやる気とQOL（生活の質）ではないかと考えた。主なテーマは中高年からの健康増進である。予防すべき対象は「早すぎる寝たきり」である。

前段階の成功が次の課題を生み出している。

9. 生活習慣病をどう捉えるか

生活習慣病の診療を担当し，診察室で患者と向かい合っていると違和感，あるいはいやな感じを持つことがある。禁煙が必要だということは十分理解しているようだが，禁煙に取り組もうとしない患者を前に，焦燥感や無力感を味わうことがある一方で，今日から完全禁煙するように強要して傲慢な征服者の気分を味わうこともある。生活習慣病が増大している背景には何があるだろうか。年ごとに生活習慣と病気についての知識が低下しているためだろうか。

ある本をめくっていてオーストラリアのアボリジニで保健師になったバーバラ・ウィンガードのユニークな取り組みであるアボリジニ女性のための健康と癒しのプロジェクト「シュガー」を知った。アボリジニに糖尿病が多いのは知識や自制心が少ないためではなく，狩猟民族が狩猟を制限され高カロリーの食事を摂取するようになったなど歴史的な理由があることに会話を通して気付き，自分たちの誇りを取り戻すことで糖尿病を改善しようとする取り組みである。アボリジニ女性が自分たちを語り，誇りを持ち，自分たちの人生を取り戻すこと，これこそが健康であると思った。自分で人生をコントロールしている実感こそが健康の中心であると信じるようになった。

知識も重要であるが，患者を知識が豊富な専門スタッフがコントロールしてしまうやり方は，緊急性の高い時に例外的に許されるだけである。患者の誇りとコントロール感を損なわないように配慮して，知識より患者への心理的サポ

ートに重点を置くべきである。

10. いよいよ健康増進外来の始まり

　2003年の10月から，この実験的な糖尿病への取り組みを健康増進外来と命名して始めることになった。同年4月から糖尿病研究会の会長を担っていた松嶋　大先生が中心となり準備を進めた。診療の骨格は藤沢町保健センターで個別健康教育に使用していた保健同人社の耐糖能障害教育キットを用いた。事前の栄養調査，歩数調査，生活調査を行い，第1回の面談では栄養士が1, 2時間で栄養指導を行う。それに引き続き，看護師が保健師の指導のもと面談を行い，生活習慣について患者と話し合うことにした。生活習慣を記録し，行動目標の達成度合いが確認できるようにセルフ・チェック表がつくられた。毎日のイベントや心理的ストレスも記入できるようになっており，社会生活と生活習慣の関係について自覚できるように工夫されている。2週間後にセルフ・チェック表をもとに，今後の行動目標を患者自身によってたててもらうことを促すようにした。その後はスタッフにより，患者が行動目標を守れるようにサポートをし，ほぼ4週間ごとの診察とした。診察の流れは，受付，会計，担当看護師によるお迎えとお茶（雑談），採血採尿，担当看護師との面談，医師を交えて三者での面談と診察，次回診察日の決定，院外処方箋の発行，担当看護師によるお見送りである。
　患者を集めるための活動も行った。新しい完全予約制の外来のため，地域住民の理解を得る必要があると考えた。藤沢町民病院が毎年行っている「ナイトスクール」と称する，藤沢町の医療や介護を専門職と住民が地域で膝を交えて語り合う場がある。同じ年のテーマの1つに，始まったばかりの健康増進外来を取り上げた。患者の話をよく聴き，療養方法を患者と病院スタッフが相談して決めていく方法は，長い住民自治の歴史が根付く藤沢町ではとても理解が早く，受け入れられた。外来では，糖尿病療養の意欲があるにもかかわらず，効果が得られていない患者を中心に健康増進外来を紹介した。患者が関心を示した場合には，担当看護師から詳しく説明をするようにした。医療費が包括になること，画像診断は包括外になること，院外処方であることなどを説明して同

意が得られた患者を徐々に健康増進外来にかかってもらうようにしていった。次第に健康増進外来通院を目的に遠方から受診される患者が増加した。

11. 看護師の体制

　健康増進外来は看護師担当制を要としている。これまで外来診療では看護師は診察介助や処置を行っていたが，中心となる外来看護はなかったように思う。在宅医療では，病院から訪問看護ステーションを分離独立させたことで看護師が自分で判断し，自分で実践する看護が生まれていた。私は健康増進外来を契機に外来看護を生み出し，定着させたいと願っていた。看護にとって継続性は重要だ。継続して患者と関わることで，看護が深くなり看護師としての力量が形成されると思う。しかし，藤沢町民病院の看護師勤務体制では看護師担当制を導入するには工夫が必要であった。藤沢町民病院事業は病院の病棟，外来のほかに訪問看護ステーション，老人保健施設，特別養護老人ホーム，デイケア，デイサービスを行っており，ローテーションして勤務している。健康増進外来を担当する看護師を増進ナースと呼んでいるが，増進ナースは健康増進外来の行われる火曜日午後に自分の担当患者が受診する時間に外来に勤務し，健康増進外来に参加することとした。普段は病棟や訪問看護ステーションで勤務している増進ナースが多い。そうするためにはそれぞれの部署の看護師に勤務割りなどで協力を御願いする必要があった。総看護師長が調整を行ってくれたので，特に抵抗なく進めることができた。看護師の専門的な勤務と管理業務などを含むジェネラルな勤務とのかねあいが病院運営上難しいが，1つ困難を乗り越えたといえる。

　結婚などで離職した看護師も少なくないが，半数以上の看護師は当初からの担当患者を継続して担当している。健康増進外来に参加した看護師は大きく変貌したように思う。生活習慣病診療の領域における看護師の態度は，従来，医師の権威の背後にいて患者の欠点や矛盾を指摘する傾向があったように思えるが，今では患者をよく理解し，患者を尊敬する態度に変わっている。毎月同じ患者の生活習慣変容の取り組みを聴き続けることで，生活習慣と生活習慣を成り立たせている背景は1人1人大きく異なることに気付く。不況下での仕事や

家族の介護，子育てなど1人1人の人生には大きな困難がある。その上に糖尿病への取り組みがある。1日の生活を1日かけて聴いても患者の生活を完全に理解し，その上で「こうしなさい」と自信を持ってアドバイスできるものではない。患者が1日1万歩のウォーキングを行動目標にあげ，達成率が低いときに，担当の増進ナースは1ヵ月間，自分自身が歩数計をつけてウォーキングを実践してみた。夜勤や当直，会議，子供の行事の合間に1万歩歩くことはとても大変なことだと実感し，それを患者に伝えてこれまでの努力を賞賛した。50％の達成率であっても，達成できた50％に「どうしてそんなすごいことができたのですか？」と尋ねていた。医療面接で傾聴であるとか，無知の姿勢であるとかがキーワードとして強調されている。しかし，その実践は容易ではない。健康増進外来で患者を長く担当する仕組み，1時間ほど1人の患者に集中できる余裕があって初めて実践できるようになった。糖尿病診療における無知の姿勢とは，「私は糖尿病については多少知識がありますが，あなたの生活についてはよく解らないので，教えてください」という姿勢である。このような会話そのものに治療的効果があるようで，患者の行動目標達成率はその後向上している。

　私はこの健康増進外来を通して，藤沢町民病院に外来看護が誕生し育っていると確信している。そして，外来看護の精神と技術はそのほかの領域に応用されて浸透しつつある。

12. 健康増進外来の精神

　医師，看護師になって人の役にたちたい，人の命を救いたいとほとんどの医師，看護師は志を持っていたと思う。しかし，膨大で日々拡大を続ける知識や技術の習得に追われ，国家試験や専門試験に追われ，次第に知識と技術の体系に人生を捧げるようになっているのではないだろうか。学校でも職場でも知識と技術に長けた者がその場を支配するのが当然の環境である。徐々に診療や看護の場面でも知識と技術に長けた自分が患者の生活を指導して当然という前提が生まれてしまう。患者への尊敬，個別性への配慮よりも，患者への知識の注入，技術の導入が優先されてしまう傾向がある。知識と技術で世の中に立ちな

がら，しかし知識で患者を支配するのではなく，患者の本当に役にたつ仕事をしたいと願う。特に生活習慣病の領域は，急性疾患とは大きく医師―患者関係は異なっている。生活習慣病の領域では生活習慣病に相応しい医師―患者関係，看護師―患者関係がつくられなければならない。

急性疾患の代表として急性虫垂炎を取り上げてみたい。いつ医師に助けを求めるかは明確である。腹痛が出現して，次第に激しくなった時である。病院を受診し，急性虫垂炎と診断されれば，そこからは医師が責任を持って治療を行う。患者の選択はあまり多くはない。治療の終焉も明確である。手術をして抜糸が終われば終了となる。しかし，糖尿病の場合はいつ医師のもとを訪れるかも様々である。健診で高血糖が指摘されても，直ちに受診せずに，自分で糖尿病の本を買って勉強したり，テレビの健康番組を参考にしたりして自分で治療を行ってみる患者は多い。様々な健康食品や民間療法を試す方も少なくない。病院を受診する前の行動はもちろん医師の責任の外である。いよいよ病院を受診したとして，自覚症状が乏しいので治療を中断してしまう患者も少なくない。診察室で様々な療養上のアドバイスを行ったとして，それを従順に守る患者ばかりではない。虫垂炎とは異なり医師の責任の範囲は不明確である。いつ医師―患者関係が終わるかも明瞭ではない。すこし考えてみてもこれほど違う疾患を，急性期疾患をモデルに対処することは適切でないことは明らかである。

生活習慣病診療には医師と患者の間に大きな心理的な壁がある。もっとも心配していることが医師では疾患のコントロールと将来の合併症予防であるのにたいして，患者では一生治らないと言われた病気を抱えながら生きていくこれからの人生であり，仕事や生活と生活習慣病療養の両立である。医師が病態生理を詳しく説明しようとしても，患者はどうすれば上手に病気を隠して治療を続けられるかで頭がいっぱいのこともある。

患者を中心に据えての生活習慣病療養が必要だと主張することは，医師が責任を放棄することでは断じてない。患者を甘やかすことでもない。医師を中心に据えて，病態生理学に基づいて医学的に正しいアドバイスを与え続けても，患者がそれを受けいれる心理状態でなければアドバイスは有効ではないだけでなく，アドバイスを守ることができない無力感を与えかねない。生活習慣病療養にはそれに適した診療スタイルが必要である。

(佐藤元美)

第Ⅱ部
健康増進外来の実際

いよいよ健康増進外来を始めよう。

本項では，健康増進外来の概要や特徴，そして実際の外来の進め方について具体的に説明する。

1. 健康増進外来の実践にあたって心掛けておくこと

健康増進外来を始める前に，健康増進外来を担当する医療者がまず意識しておかなければいけないことを，まず強調したい。

健康増進外来は従来の糖尿病外来診療とは異なる。一般外来との最大の違いは，医療者の患者に対する姿勢である。

健康増進外来を担う医療者は，患者のサポーターであるということを意識しなければいけない。そして，患者の生活習慣の改善は患者に任せる必要がある。患者には自己治癒力がある。生活習慣を変える力は患者のみが持っている。医師や看護師がそれを変えさせることはできない。仮に変えさせたとすれば，それは強制である。繰り返すが，健康増進外来では，医療者は患者のサポーター，すなわち患者を支えるという意識を持たなければいけない。私たち医療者は，生活習慣を改善したいという患者の，サポーターの1人である。

この姿勢を大切にしながら，健康増進外来を始めることにしよう。

2. 健康増進外来の対象患者

健康増進外来の対象は2型糖尿病患者である。ただし，インスリン療法を受けている患者は対象にならない。この理由は，健康増進外来では，保険診療上，受診患者に「生活習慣病管理料」を算定しているためである。この管理料はインスリン療法を受ける患者は対象にならない。本来はインスリン療法を受けている患者も健康増進外来で担当したいが，制度上難しい。なお，「生活習慣病管理料」の詳細は本章の後半で記述するので，そちらを参照されたい。

健康増進外来は生活習慣改善を治療戦略の大きな柱としていることから，「生活習慣改善に意欲的な2型糖尿病患者」を主たる対象としている。

表1　行動変容モデル

前熟考期：6ヵ月以内に行動変容に向けた行動を起こす意思がない時期
熟　考　期：6ヵ月以内に行動変容に向けた行動を起こす意思がある時期
準　備　期：1ヵ月以内に行動変容に向けた行動を起こす意思がある時期
行　動　期：明確な行動変容が観察されるが，その持続がまだ6ヵ月未満である時期
維　持　期：明確な行動変容が観察され，その期間が6ヵ月以上続いている時期

　一方，生活習慣改善に関心が薄い患者は，健康増進外来の生活習慣改善の支援はむしろ悪影響，例えば，より無関心さが増すなどの懸念が考えられる。そこで，無関心の患者に対しては一般外来での地道な情報提供が次善策となる。
　「生活習慣改善に意欲的な患者」の抽出については，行動変容モデル（**表1**）が役立つ。同モデルは，米国のプロチャスカ博士が提唱した概念で，人間の行動が「前熟考期」～「維持期」に分類されている。このうち，健康増進外来では「熟考期」～「行動期」を主なターゲットとし，とりわけ「熟考期」や「準備期」の患者が格好の対象である。ただし，必ずしもこのモデルに固執せず，健康増進外来や生活習慣の改善にわずかでも興味がある患者は，健康増進外来では歓迎している。
　健康増進外来は糖尿病専門外来ではあるが，糖尿病に加えて糖尿病以外の疾患を持つ患者も積極的に受け入れている。糖尿病を持つ患者の多くが，糖尿病以外の生活習慣病，例えば高血圧症や脂質異常症なども一緒に持っていることが多い。実際に，現在，健康増進外来に受診している患者の多くが，糖尿病以外にも複数の疾患を持っている。さらに，生活習慣病以外にも，悪性疾患の既往，慢性肝炎，甲状腺腫瘍など多彩なバックグラウンドを持つ患者もいる。健康増進外来は，糖尿病の専門外来ではあるが，糖尿病を含めた幅広い健康問題に対応している。
　当院の内科外来は総合診療方式を採用しており，専門診療科別に分かれていない。そのため，健康増進外来でも，糖尿病以外の問題にも対応し，健康増進外来の患者が，わざわざ一般外来にも並行して受診しなくてもよいようにした。

対象患者の選定

　患者が健康増進外来を初診する場合，2つのルートがある。
　第一に一般外来から移行するルート，第二に一般外来を介さずに健康増進外来を直接受診するルートである。
　まず，一般外来からの移行について。一般外来受診者の中で健康増進外来に興味を持つ患者に，外来主治医や健康増進外来看護師から健康増進外来の詳細を説明する。そこで健康増進外来への移行に同意した患者は，次回外来より健康増進外来への受診となる。
　なお，一般外来から移行するルートも，さらに2つに分かれる。第一は長く一般外来に通院していた患者が移行する場合。第二は健診などで糖尿病を指摘されて当院に初診した患者が，すぐに健康増進外来に移る場合。この2つについて，これまでは，前者が圧倒的に多かったが，後者も徐々に増えている。
　次に，健康増進外来を直接受診するルートについて。現時点ではこのタイプはほとんどない。今後，このルートを増やしたい。具体的には，住民健診や企業健診などで糖尿病を指摘されたが投薬を必須とする程度ではない比較的軽症から中等症の患者，あるいは他院からの紹介患者などを積極的に受け入れることを想定している。特に前者，とりわけ30〜50歳代の労働者は，健康増進外来のコンセプトに合致する患者である。生活習慣の改善は早いにこしたことはない。そのため，より若く，糖尿病のより早期から，積極的に生活習慣の改善に取り組むこと，すなわち健康増進を意識することで，将来にわたっての合併症の併発や進展の予防にも大きく寄与しうる。さらには，健康感の向上にもつながる。

3. 健康増進外来のスタッフ

　健康増進外来の主要スタッフは，看護師，管理栄養士，医師である。このうち，看護師が健康増進外来の中心的役割を担っている。
　なお，適宜，薬剤師や理学療法士からも助言をもらっている。

4. 担当看護師制度

　健康増進外来では「担当看護師制度」を採用している。これは，患者1人1人に決まった看護師を固定するという制度である。この「担当看護師制度」は健康増進外来の最大の特徴であり，健康増進外来の全てと言ってもよい。

　担当看護師の業務は多岐にわたる。毎回の外来診療で生活習慣改善を目的とした面談を行っている他に，予約業務，検査の管理など，健康増進外来の運営のほとんどを担っている。担当看護師なくして健康増進外来はありえない。

　担当看護師の仕事は，患者の出迎えから始まる。

　健康増進外来は待ち時間がないので，出迎えたらすぐに検査，看護師の面談にうつる。看護師の面談後は医師の診察である。医師の診察中にも担当看護師は患者に付き添う。医師の診察中は，担当看護師は，医師にとっては助言者であり，患者にとっては医師との橋渡し役（サポート役）である。そして，医師の診察後，次回の予約をとり，院外処方箋をわたす。患者が病院を離れるまで，担当看護師は一貫して患者に付き添う。

　担当看護師は，患者と医療者を結ぶ「窓口」である。医師には，恥ずかしいなどの理由で相談しにくいことでも，担当看護師には気軽に聞けるようである。そして，必要があれば，担当看護師が患者の気持ちを代弁して医師に聞く。担当看護師は患者の味方であり，時に代弁者にもなる。患者にとって，非常に頼もしい存在といえよう。

　健康増進外来で，担当看護師制度を採用した理由は，患者の生活習慣改善と健康感の向上に看護師の力が必要だからである。

　糖尿病患者は，様々な悩みやストレスを抱えていることが多い。これらストレスが，生活習慣の改善への障害になっていることもある。また，生活習慣を変えることそのものがストレスになっていることも多い。ひどい場合，外来に通院することが悩みという患者もいる。そのため，糖尿病患者の健康を考えたとき，悩みやストレスといった心理面への配慮が必須である。

　そして，私たちは，これら患者の心理面へのアプローチができる存在は，看護師しかいないと考えた。

　健康増進外来が開設されて改めて感動したが，「患者―担当看護師関係」は

「患者―医師関係」とは明らかに違う。「患者―医師関係」の場合，主従関係が存在する。アドバイザーである医師と，アドバイスを期待する患者という構図である。

一方，「患者―担当看護師関係」の場合，おおよそ主従関係は感じさせない。例えるなら，健康増進外来の「患者―担当看護師関係」は，昔からの親友のような温かい関係に見える。患者は，悩みやストレスを，看護師に気軽に相談できているようである。

健康増進外来の患者が医師の診察を終えて帰る間際，担当看護師と談笑していることが多いが，いつも笑顔と笑いにあふれている。看護師にいろいろ話を聞いてもらい，悩みや疲労，ストレスから少しでも解放されたという安堵感だろうか。医師である私からは，患者が担当看護師と元気を共有して，病院でエネルギーを補給して帰宅しているように見える。やはり，患者の心理面に配慮できるのは，看護師の最大の強みといえそうだ。

なお，担当看護師を担う健康増進外来の看護師は，糖尿病に関して特殊技術を持っているわけではない。健康増進外来が開設するまで，当院で看護一般業務に対応していた看護師である。また，健康増進外来が開設された現在も，健康増進外来の診療時間以外は，各々が外来，病棟などで通常の勤務をこなしている。ただし健康増進外来の開設前に，前述の糖尿病研究会を通じて糖尿病の一般的な知識は習得している。

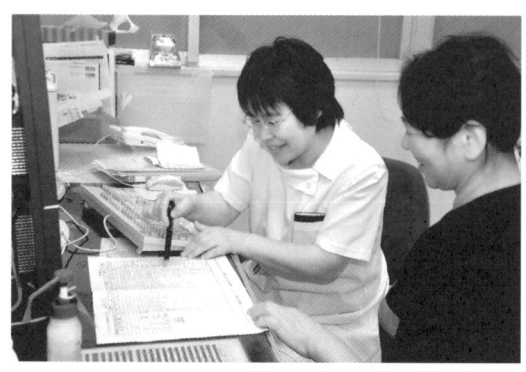

患者と担当看護師

5. 健康増進外来の外来診療の進め方

a. 健康増進外来の診療時間

　現在，健康増進外来は毎週火曜日の14～19時に行われている。

　健康増進外来の開設当初は，毎週火曜日の16～19時に外来診療を行っていた。これは，働き盛り年代，すなわち30～50代の患者が，仕事を休まずとも，気軽に病院を受診できるようにするためである。

　一般的な日中の診察時間には，働き盛り年代（仕事を持っている人）は，仕事を休むか，あるいは抜けだす，すなわち仕事をある程度犠牲にしなければ，医療機関を受診することができなかった。特にこの世代は，自身の健康よりも仕事を重視する傾向にある。その結果，糖尿病を悪いまま放置している人が，働き盛り世代に多いことが予想される。

　そこで，日中忙しくてゆっくり医療機関を受診できないような人，とりわけ働き盛り世代が，仕事を犠牲にせず，ゆとりを持って受診できるようにするために，夕方・夜間にも診療するようにした。この試みは好評で，仕事を持つ患者においては，自ら進んで健康増進外来を継続受診できる1つの根拠になっているようである。

　一方で，日中に時間が比較的確保しやすい高齢者や主婦にとっては，夕方から夜間の外来診療はやや不適切ではあった。そこで，幅広い患者層に対応するため，現在では診察時間は14～19時としている。

　なお，健康増進外来は完全予約制のため，待ち時間は一切ない。

b. 事前調査

　健康増進外来への受診が決定した患者には，初回外来の2週前を目安に，事前調査資料（生活習慣についての調査票，歩数計など）を配布している。患者には，それらを健康増進外来の初回外来までに記入してもらい，当日持参していただく。

　事前調査の狙いは，大きく2つある。すなわち，①初回外来を円滑に進めるための参考資料とする，②患者自らがじっくりと自分の生活習慣を見つめ直すことで生活習慣改善の意欲を高めてもらう，という点である。

特に，後者は大切な視点と考える．人は，たいてい自分に甘く，自分のことはあまり分かっていない．そこで，事前資料をもとに，患者が自分自身の生活習慣を詳細に振り返ることで，たくさんの新発見をしてもらうのである．患者によっては，自分の予想以上に食べていたかもしれない．あるいは，予想以上に食べていなかったかもしれない．いずれにせよ，じっくり自分を見つめ，自分をしっかり知ることで，生活習慣の改善にあたって正確なスタート地点につくことができる．その意味では，この事前調査の段階からすでに生活習慣の改善が始まっている．

この事前調査一式に用いる資料は，健康増進外来の看護師と管理栄養士が作成したオリジナルのものである（**巻末資料2**）．ただし，健康増進外来の開設後しばらくは，事前調査資料として，保健同人社から販売されている「糖尿病予防の健康教育用キット」の一部（『食生活についてのおたずね』）を使用した．このキットは，詳細で，多くの情報をもたらし，非常に有用な事前調査であった．しかし，健康増進外来が開設されて6年が経過し，私たちも生活習慣改善のアドバイスについてノウハウを蓄積した．そして，その蓄積したノウハウを事前調査の段階にもフィードバックしたいと考えた．そして改めてオリジナルの事前資料を作成し，使用するに至った．

なお，この事前調査一式は，患者のみで完成させることはできない．そこで患者は外来受診前に書けるところのみ記入して，残りの部分は，後述する初回外来の際に，スタッフと一緒に完成させる．

読者の皆さんで，今後，健康増進外来方式を導入したいと考えている方は，まずは保健同人社のキットや当院のものを使用することをお勧めする．既存の資料を使用していく中で，その施設や地域の事情に合致しないところが分かってくれば，追々修正しながら，オリジナル資料を作成するとよいと思われる．特に食生活は，地域性が大きく反映する生活習慣である．そのため，実際に外来診療を通じて，その地域の生活習慣を把握してから事前調査資料を作成すると，より有用性の高いものとなるだろう．

c．初回外来（プロフィール調査外来）

いよいよ健康増進外来の本番である．

初回外来は，別名，プロフィール調査外来と呼んでいる．これは，初回外来

は患者のプロフィール，すなわち食生活や運動習慣などの生活習慣を，患者とスタッフがしっかり理解することを主な目的にしているからである。

初回外来を受診した患者には，まず医師が健康増進外来のオリエンテーションを行う。健康増進外来の趣旨，目的，方法，医療費のことなどを説明することで，患者とスタッフの目的意識を共有する。

次に，採血，採尿検査を行う。この検査は院内至急検査であり，担当看護師が聞き取り調査を行っている間に検査結果が出るようになっている。

患者が採血，採尿を終えると，「生活習慣聞き取り調査」にうつる。担当看護師と管理栄養士が事前調査資料を参考にしながら，約1時間かけて，患者と一緒に患者の生活習慣を確認していく。

聞き取り調査終了後，医師が診察（検査結果説明，必要に応じて処方など）を行う。医師の診察後は，次回の予約を取り，さらに投薬がある患者は院外処方箋をもらい，初回外来の終わりとなる。

初回外来では，患者の生活習慣についての議論や行動目標の設定は原則として行わない。初回外来は，患者の現在の生活習慣についての聞き取りが主な目的である。これを通じて患者とスタッフが情報を共有する。

私たちは，患者の生活習慣の改善が実現するための第一歩は，「患者が自分自身をよく知ること」と考えている。そのため，初回外来では，聞き取り調査を通じて患者自身に現状への気付きを促し，また健康増進外来スタッフも患者を理解するよう努めている。健康増進外来スタッフが，患者の生活習慣について一方的な評価をしたり，あれこれ「注意」することは絶対にしない。あくまで，患者が自分で自分の生活習慣の改善ポイントに気付けるようにサポートすることを最重要課題としている。

d. 第2回目の外来

初回外来の2週間後に第2回目の外来を行う。

この2週間の意図は，「鉄は熱いうちに打て」の考えである。患者は，初回外来が終わったあと，2回目の外来までの2週間に，恐らくは，様々なことを考えている。「予想以上に食べていたなあ！」と考える人もいれば，「意外に食事療法も守れているじゃないか」と思う患者もいるだろう。

初回外来の結果から気付くことは患者それぞれだが，いずれにせよ患者自身

が「何かに気付く」ことが重要である。そして，この「気付き」こそが，次のステップに進む原動力になる。きっと，患者はすでに生活習慣改善へのモチベーションがあがっている。ただし，「気付き」からあまり長すぎると，一旦上がったモチベーションも下がるだろう。一方で，短すぎても，気付きや熟慮を妨げかねない。そこで，長すぎもせず，短すぎもしない，2週間程度に設定した。

2回目の外来からは，この健康増進外来の最大の売りである「生活習慣改善」に向けた面談を開始する。

外来を受診した患者には，まず採血，採尿検査を行う。

その後，担当看護師が面談を行う。この面談には30分程度かける。この面談は，後述するが，生活習慣の改善に関連した内容が中心となる。そして，担当看護師による面談終了後は，医師による診察がある。医師の診察後は，再び担当看護師とともに次回診察日の予約をし，さらに投薬がある患者は院外処方箋をもらい，終わりとなる。

患者が病院に到着してから病院を離れるまでの時間は60〜90分程度である。60分といえば，一般外来の場合，待ち時間程度だろう。しかし，健康増進外来では待ち時間がないためすべて診察時間である。なお，健康増進外来では，検査の結果が出るまでの待ち時間もない。理由は，採血・採尿検査は，担当看護師の面談時間（30分程度）の間に行うためである。すなわち，面談時間の間に検査を終え，医師の診察の時にはすでに結果が判明している。

e. 第3回目の外来以降

第3回目の外来は，2回目の外来から1ヵ月後に実施する。第2回の外来以降は，原則4週ごとの外来受診となる。

外来の進め方は2回目の外来と同じである。

f. 健康増進外来からの「卒業」

「健康増進外来の期限はいつまでですか？」という質問を受けることがある。健康増進外来に終了期限はない。患者が必要とする限り，無期限で健康増進外来は続く。

ただし，「健康増進外来の卒業」もある。「卒業」する患者は2通りある。

第一にインスリン治療の導入の場合。これは，診療報酬上の制約である。第二に，生活習慣の管理が医療者のサポート抜きでも患者自身でしっかり行えるようになった場合である。

　実際に，何名かは「卒業」して一般外来に移行した。ただし，興味深いことに，一旦「卒業」した患者が，再び健康増進外来に戻ってくることも経験した。恐らく，健康増進外来に戻ってきた患者にとっては，一般外来は物足りなかったのだろう。一般外来は健康増進外来と異なり，何といっても担当看護師がいない！　残念ながら，短時間の一般外来では，言いたいこと，話したいことを好きなだけ話すことができない。ストレスや悩みを抱える糖尿病患者にとっては物足りないのだと思う。つまり，健康増進外来の「卒業」を考慮する場合，生活習慣の管理を自分だけで行えるようになることが前提であるが，これに加えて，悩みやストレスも最小限になっていることも必要である。

　健康増進外来と一般外来は，「生活習慣の改善への意欲」により分けられるのではなく，「自分で生活習慣を管理できるかどうか」によって定義されるものであってもよい。すなわち，糖尿病を抱える患者は基本的に健康増進外来を受診。そして，生活習慣の管理を患者の力だけでできるようになり，悩みやストレスも少なければあとは一般外来，というふうにである。

6. 健康増進外来の面談の基本

　健康増進外来の面談の目的は主に2つある。
　すなわち，①患者の生活習慣の改善を支援，②患者の糖尿病に対する心理的負担やストレスを軽減することである。いずれも一般外来では，対応が難しかった点である。特に，後者は一般外来ではほとんど対応できなかった。糖尿病患者は抑うつ症状を呈する傾向があるとされる。そのため，糖尿病診療では，薬剤治療など身体面への治療に加えて，心理面へのアプローチも必要である。

a. 基本的な姿勢

　健康増進外来の面談では，医療者の基本的な姿勢として以下の4点を心掛けている（表2）。すなわち，①傾聴や共感といった支持的な姿勢（とにかく話

をよく聞く），②「指導」を極力行わない，③患者の感情に敏感になる，④患者の多様性を受け入れる，という4点である。

表2 面談時の医療者の基本的な姿勢

①傾聴や共感といった支持的な姿勢
②「指導」を極力行わない
③患者の感情に敏感になる
④患者の多様性を受け入れる

第一の，「傾聴や共感といった支持的な姿勢」は，健康増進外来の基本中の基本である。純粋に患者に興味を持ち，とにかく支持的に接する。これは，実に難しい。医療者は，患者の話を聞きながらも，常に医療者自身の価値観や常識と比較する場合が多い。例えば，ある患者が，「ついつい甘いものをたくさん食べてしまうんですよ」と言ったとする。ある医療者は，「糖尿病なんだから間食はダメだ」と一刀両断する。よくみかけるケースだが，これではそこで患者の話が終わる。健康増進外来では，このようなケースでは，「ついつい甘いものを食べてしまう」という気持ちに着目し，「なぜ食べてしまうのか」というような，その生活習慣の背景に潜む患者の想いに興味を持つようにしている。医療者自身の価値観はしまいこみ，まずは患者の話を純粋に聞く。

第二の，「『指導』を極力行わない」こと。多少の「助言（アドバイス）」を行うことはあっても，一方的な「指導」は行わない。患者の気持ちを取り入れない「一方的な指導」には効果がない。「一方的な指導」は，患者と医療者の間に心理的な溝を作るだけである。その結果，患者の意欲をそいだり，時には外来受診の自己中断につながったり，よいことはない。また，威圧的な指導を行うと，医療者にも嫌な違和感が残るだけである。そこで，健康増進外来では，指導は行わず，患者が自ら気付き，自ら積極的に生活習慣改善の行動を起こすことができるような「支援」を行う。また，注意しない，怒らないことも大切である。

第三の，「患者の感情に敏感になる」である。患者は，面談中に様々な感情を示す。そしてその感情は，言葉や表情，動作を通じて絶えず発信されている。健康増進外来では，言語的，非言語的に問わず，患者の感情を大切にしている。

第四の，「患者の多様性を受け入れる」である。患者の価値観が，個々の患者により違うのは当然である。10名の患者がいれば，10通りの価値観が存在

し、また10通りの生活習慣がある。まさに多様である。健康増進外来の面談では、目の前の患者が別の患者とは全く違うことを意識し、面談が画一的な内容に陥ることがないように、それぞれの患者のニーズに合わせた個別の対応を心がけている。

b. 面談に取り入れている技法

面談では、行動療法、解決志向型アプローチ（Solution-Focused Approach：SFA）などのスキルを適宜参考にしている。詳細はそれぞれの成書を参考にされたい。ただし、面談ではこのようなスキルに傾倒しすぎることはせず、あくまで傾聴や共感といった医療者の基本的な姿勢を大切にしている。

7. セルフ・チェック表

「セルフ・チェック表」（**巻末資料1，3・図1**）は健康増進外来に不可欠なツールである。セルフ・チェック表は、既存（足達淑子：ライフスタイル療法、足達淑子編、医歯薬出版株式会社、東京、2001）のものを参考に、健康増進外来看護師（菊池里美主任看護師）が作成した。健康増進外来が開設されてい らい、一切形を変えずに使用している。

セルフ・チェック表は、日常の生活の記録から、目標の達成度合いなど、大きな負担もなく気軽に自己観察ができるようになっている。行動医学でいうところのセルフ・モニタリング法の1つである。

セルフ・チェック表は、患者にとって生活習慣の日記である。内容は、日付、歩数、体重、行動目標の記載欄とその達成度合い、ストレスの有無、自由記載欄などで、患者が毎日気軽に書き込みができるようになっている。このセルフ・チェック表に決まった使い方はない。家庭血圧を書いている患者も多い。実際の記載例を**図1**に示す。

図1 セルフ・チェック表 記入例

8. 健康増進外来における生活習慣改善へのアプローチ

　患者が自らの生活習慣の改善に成功するには，いくつかのステップを経る必要がある．この際，行動変容モデルが理解を助ける（**表3**）．

　生活習慣の改善に無関心（前熟考期）の人には，まずは関心を持ってもらう必要がある．関心を持っていたら（熟考期もしくは準備期），行動の実際を検討しなければいけない．もし，すでに何かしらの行動を起こしていたとすれば（行動期），その行動が継続されるように応援する．

　このような生活習慣の行動変容の実現のため，健康増進外来では様々な工夫を試みている．その試みの大半は担当看護師による面談である．

　担当看護師の面談は，患者の心理面に対応しつつ，患者の生活習慣の改善の支援を目的としている．この実現のために，私たちが導入したのが，①患者の生活習慣を十分に知る，②生活習慣改善の行動目標を患者が立案する，③セルフ・チェック表を活用する，④患者の行動目標の実践を応援する，⑤管理栄養士と協力しながら患者の食習慣に対応する，という5点である．

表3　担当看護師の面談時のアプローチ

①患者の生活習慣を十分に知る
②生活習慣改善の行動目標を患者が立案する
③セルフ・チェック表を活用する
④患者の行動目標の実践を応援する
⑤管理栄養士と協力しながら患者の食習慣に対応する

a．患者の生活習慣を知る

　まずは，患者の生活習慣やその背景について十分に知ることから始まる．この際，私たち医療スタッフが患者をよく理解することはもちろんのこと，患者自身にも自分のことをもっと知ってもらわなければいけない．意外に自分のことを知らないものである．そこで，健康増進外来では，はじめに，患者の生活習慣について患者と医療者で共通認識を持つことを目指す．

患者の生活習慣について話し合うとき，なるべく詳細かつ具体的に患者の生活習慣について尋ねる必要がある。例えば，間食について聴取する場合，単に食べているかどうかだけではなく，週に何日程度，しかも間食の内容まで確認する。
　筆者が，具体的に聞いたほうがよいということを実感した2つのエピソードを紹介する。
　まず，筆者が50代女性に，1日のおよその摂取カロリーを尋ねたところ，1,500kcal程度と回答された。しかし，実際に食事日記をつけてもらったところ，2,000kcalを優に超えていた。患者もその事実を知った時には驚いていた。患者は，筆者をだまそうとした意図はもちろん全くなく，純粋に自分のことはよくわかっていなかっただけである。
　もう1つ。筆者がある高齢患者に間食の頻度を尋ねたところ，「ほとんど食べない」という回答であった。そこで，筆者はあきらめず，「ほとんどとはどの程度か？」と聞くと，「ほぼ毎日」と答えた。すなわち，この患者にとって，「毎日食べている」＝「ほとんど食べない」という解釈であったのだ。「ほとんど」という頻度を表す副詞は，辞書によると，「おおかた」である。つまり，「ほとんど食べない」と言われれば，一般的には，週1回以下など，少なくとも毎日食べるということは予想だにしないはずである。
　これらの具体的なエピソードから，多くの患者が意外に自分のことを知らないこと，そして頻度の解釈も患者によってまちまちであることを痛感した。そのため，とりわけ頻度を確認する場合には，「ほとんど」「たまに」などという副詞ではなく，具体的な回数を聞くようにしたい。
　なお，患者が自分の生活習慣をしっかり理解していなかったとしても，当然，患者に悪意はない。医療者は，患者本人が自分の生活習慣をさほど知らないことを責めるべきではない。「意外に自分のことは知らないものだ」という認識を患者と共有することが肝要である。
　また，生活習慣そのものを知ることも大切だが，その生活習慣が習慣化されているその背景も重要である。家族構成，ライフイベント，住んでいる環境（近所との付き合いなど）などは生活習慣に影響する。この点も併せて理解しておく必要がある。

b．生活習慣改善の行動目標を患者自身が立案する

　健康増進外来では，患者に「行動目標を患者自身が立案する」ことを求めている．そして，私たちスタッフの役割は，「患者が自分自身で行動目標を作ることを支援する」ことである．このサポート役を担うのは担当看護師である．
　「患者自身が行動目標を立案する」，これは難しい作業である．従来の短時間の外来診療では，患者は医師から一方的な指導がなされることが多い．その結果，患者は受け身であることに慣れている．すなわち，患者にとって，生活習慣改善の目標を自分で立てることは全く未知の領域と言える．
　一般外来で，糖尿病のコントロールが悪くなった患者がいたとする．このとき，医師は食事量を減らしなさいと言うかもしれない．一方，患者は，「次までに食事療法をがんばります」などと一応の宣言をする．このような会話はよくある．試しに，患者に「では，具体的に何をがんばりますか？」と聞いてみていただきたい．たいていの患者は「えっ？」といって絶句するか，「とにかくがんばります」といってはぐらかすかのどちらかである．患者は，短時間診療によって自発性も失われていることが多い．
　受け身に慣れている患者に，医療者が突然，「自分で行動目標を立てて下さい」と言っても，患者は困惑するだけである．健康増進外来でも初めのうちは，明らかに困惑している患者を前にする．それでも，粘り強く接していると，だんだん自分で立案できるようになる．医療者から押し付けられた目標より，自分で練った目標の方が実践するうえでやりがいがあるのは言うまでもない．
　行動目標は，負担感が少ないこと，具体的であることの２つが大切である．
　「負担感が少ないこと」については，半分くらいの努力で達成できる程度の目標が理想である．例えば飲酒について．毎日飲酒している人が，いきなり禁酒することはさすがに厳しい．しかし，月に１日程度は簡単にできるかもしれない．しかし週１日となるとかなり難しい．そこで，月２日くらいにしてみる．このくらいだと，ちょっと背伸びする程度であり，さほど負担は大きくない．
　負担感が大きい行動目標にはいくつか問題がある．まず，その行動目標を実践すること自体がストレスになる．そして，負担が大きすぎて目標が達成できないと，患者は敗北感を味わい，モチベーションが下がってしまう．したがって，私たちは，なるべく負担が少ない目標をたてて，少しずつ成功体験を積むことが必要と考えている．

次に,「具体的であること」について。目標を立案するときには,「何を」「どのくらい」「どうする」について具体的に考えるべきである。具体例を1つ示す。例えば,「間食を減らす」はありがちな目標である。しかし,これでは,どのくらい減らすのか,あるいは完全にやめるのか,不明である。そこで,健康増進外来ではさらに突っ込んで,「間食をどのくらい減らすか?」という質問をする。あるいは,「どのような間食を減らすか」という質問も必要である。そうすると,例えば,「甘い間食を週5回から4回に減らす」というようなものに落ち着くかもしれない。このように,実際の数値目標も加味すると具体的である。そして分かりやすい。

行動目標の立案は,最初は患者は必ず困惑するが,医療スタッフが焦らず,注意せず,じっくり接すれば,だんだん患者は自分で作れるようになる。生活習慣改善の立役者は患者自身であり医療者ではない。医療者はサポーターであることを意識したい。

c. セルフ・チェック表を活用する

患者が行動目標を一旦立案すれば,その目標を患者自身がセルフ・チェック表に記載する。患者が自分自身で目標を書きこむことが大切である。

患者は,次の外来までの間にセルフ・チェック表を記載することが求められる。患者のなかには,セルフ・チェック表を見るだけで,医師などの第三者に指摘されることなく,自分で問題点に気付き,自分で生活習慣を修正できる人もいる。また,診察中に記録を一緒に眺めるだけで,患者自身が自然と問題点に気付く場合も多い。

セルフ・チェック表に記載する行為は,「セルフ・モニタリング」にあたる。セルフ・モニタリング法は行動療法や認知行動療法の基本的技法の1つである。自己の行動や生活習慣を逐一観察・記録し,自分自身を客観的に理解しようとする方法である。自分自身の行動を冷静に見つめ直すことで,現状の問題点の把握にもつながる。セルフ・モニタリング法は特別な道具や高度な専門知識を必要としないため,比較的簡便に日常外来に導入することができる。また,セルフ・モニタリング法は患者にとって負担が少なく,長期間継続してもらうことが可能である。セルフ・モニタリング法を用いて患者に行動変容を促す場合,私は①患者自身の気付きを促すこと,②一方的な指導を行わないこと,と

いう2点が大切だと考えている。そこで，健康増進外来では，セルフ・チェック表をスタッフと患者で一緒にながめつつ，生活習慣の改善について話し合うようにしている。

　セルフ・モニタリング法は，生活習慣改善のきっかけになる大変有用な技法である。しかし，これで全てが解決するというような魔法のスキルではない。重要なことは，患者が実際に記録した内容について，患者と一緒に見直し，共に悩み考えることである。このような技法は鮮やかで大変魅力的ではあるが，患者への共感的姿勢こそが第一であることを肝に銘じたい。

d．患者の行動目標が継続できるように応援する

　患者が自分で行動目標を立案したら，次は患者にその行動目標を実践してもらう。そして，私たちスタッフは，患者がその行動を順調に，またストレスが少なく継続できるよう応援する。患者のサポーターである。

　まずは，記入済みのセルフ・チェック表をもとに目標の達成度合いなどを話し合う。ここでは，達成度合いが低い場合でも問い詰めるようなことは絶対にしない。それよりも達成できなかった理由をじっくりと聞く。また達成されている場合はその理由も聞く。ここでは，共感と称賛を重視している。

　また，達成できなかった理由をあえて尋ねないという方法もある。すなわち解決志向型アプローチである。「なぜできなかったのですか？」という原因に関する質問ではなく，「どのようにすればできそうですか？」や「偶然できた時はどのような時でしたか？」のように実践の継続そのものに主眼を置いたアプローチである。

　健康増進外来では，この解決志向型アプローチを好んでいるが，あくまで患者ごとに吟味している。すなわち，原因を追究したい（原因志向型）とする患者もいる。そこで，健康増進外来のスタッフは，患者の志向によって接し方を微調整するという方法をとっている。

　患者は行動目標を達成することで自信を深める。自信を深めることで，次はさらにハードルが高い目標にチャレンジしようとするモチベーションが生まれる。小さな成功体験を繰り返すことで，この達成感をこまめに得るようにしたい。

　また，私たちスタッフは，どんな小さな成功でも賞賛し，患者が自信を深め

るための手伝いを心掛けている。

e. 管理栄養士と協力しながら患者の食習慣に対応する

　健康増進外来では管理栄養士の役割も大きい。ただし，健康増進外来での管理栄養士の役割は一般外来とは異なる。一般外来では管理栄養士が単独で栄養指導を行うことがほとんどである。しかし，健康増進外来ではこの方式は採用していない。

　健康増進外来における管理栄養士の主な役割は，「食事面に関する担当看護師のスーパーバイザー」である。すなわち，管理栄養士と担当看護師が連携して患者の食事面に対応している。

　具体的な方法を以下に示す。

　まず，患者が栄養や食事に関する助言が必要であると担当看護師が判断した場合（あるいは患者から希望があるとき），患者は担当看護師から「食事記録表」（**巻末資料4**）を書くことを求められる。これは，患者が食事内容を記載するものである。

　次に管理栄養士はこの食事記録表を見て，修正点などを担当看護師に助言する。すなわち，担当看護師のスーパーバイザーである。そして，担当看護師は，その助言内容を解釈し，担当患者に合った形で患者に伝える。

　管理栄養士の「専門的な助言」が，担当看護師というフィルターを通じて「患者に合った具体的な助言」として患者に伝わる。担当看護師は担当患者のことは十分に理解している。そのため，管理栄養士の「専門的な助言」は，患者のニーズや生活習慣などといった個々の特徴を踏まえた上で，その患者に必要な形で実際に患者に伝わるのである。

　また，適宜，管理栄養士は担当看護師の面談に同席し，担当看護師と連携しながら患者の食習慣に対応している。

　ところで，なぜ管理栄養士が単独で食事指導を行わないのか，その理由を述べたい。これは，一般外来での食事指導での限界を超えるためである。

　一般外来では，外来診療とは別に，管理栄養士による食事指導が行われることが多い。しかし，この「外来診療とは別に行う食事指導」はデメリットがある。すなわち，医師と管理栄養士の指導内容が乖離することであった。

　ここで，一般外来における食事指導の実際について想像してみる。

まず，医師の食事指導について。医師は栄養に関する知識は十分ではない。そのため，医師からの栄養や食事に関する説明は必ずしも正しい内容とは言えなかった。また，「食事を減らすように」など具体性に欠く説明も多かった。
　一方，管理栄養士の食事指導である。管理栄養士は栄養については専門家であり，食事や栄養の話は当然的を射ている。しかし，食事以外の要素，例えば投薬，食事以外の生活習慣などは考慮されないことが多かった。そのため，原理原則による画一的な指導に陥る懸念があった。
　そして，これは医師と管理栄養士の両者に言えるが，両者とも短い診察時間などの都合上，患者の生活習慣の詳細までは知らないことが多い。そこで，結局，具体的な指導にはならなかった。
　要するに，従来の一般外来の食事指導では，医師と管理栄養士で，言っている内容がまちまちで，当の患者が困惑するだけであったともいえる。
　なぜ，このようなこと（指導内容の乖離）が起きるのか？　2つの理由が考えられる。第一に，医師と管理栄養士の連携が足りない。第二に，医師も管理栄養士も十分に個々の患者の生活習慣を把握していない。そこで，健康増進外来では，この2点を解決するため，管理栄養士が患者をよく理解している担当看護師のスーパーバイザー的な立場，そして管理栄養士が面談に同席するといったスタイルを確立した。これにより，患者が戸惑わない一貫性のある診療内容とすることに成功した。

9. 健康増進外来における医師の診察

　健康増進外来では，医師の診察は15～30分程度である。
　生活習慣改善に関わる部分のほとんどを担当看護師の面談に任せている。そのため，医師の診察は，検査結果の説明，治療方針の説明，処方などである。
　医師の診察は，一般外来から大きく変わる点はない。しかし，長い診察時間を確保していることから，一般外来と比較するとかなりゆとりを持って診察を行っている。そのため，各種説明には十分に時間をかけ，患者の疑問や不安に応えている。
　診察に先だって，医師は担当看護師から患者の状況や面談内容を聴く。これ

が非常に役立つ．医師のみの診察では聴くことができないような，患者の心の声のようなものも教えてもらえることも多い．

診察中も担当看護師が患者に付き添っている．これは，患者にとっては，医師との診察に付きまとう心理的負担や緊張感の軽減に役立っているようである．健康増進外来を担当する医師として，私は，患者との心理的な壁や距離を作らないように努めている．それでも，患者側からみると，やはり医師とは一定の距離感を感じているようである．したがって，医師の診察時に，信頼関係が熟成されている担当看護師が同席することは，患者にとって大きな助けになっている．

a．総合医療の展開（合併症や糖尿病以外の疾病への対応）

健康増進外来を受診する患者の多くが，糖尿病以外の疾患，例えば高血圧症や脂質異常症なども併せ持っている．

健康増進外来は糖尿病専門外来ではあるが，糖尿病だけをみているわけではない．正確にいえば糖尿病を持つ患者をみている．そのため，その患者が他の病気を持っていれば，当然そちらの病気にも対応している．

脂質異常症や高血圧症も生活習慣病という枠組みでは糖尿病と同じ範疇である．そして，脳血管障害や虚血性心疾患といった生命を脅かす疾患にも密接に絡んでいる．すなわち，糖尿病専門外来とはいえ，糖尿病のみに対応すればよいわけではなく，患者にとって真にアウトカムが高い状態を得るためには，その他の疾病への対応も不可欠である．

健康増進外来では，幅広い健康問題に対応する総合診療方式を採用している．糖尿病は全身疾患のため，糖尿病に加えて複数の合併症も一元的に対応することのメリットが大きいと判断し，健康増進外来では総合診療方式を提供している．

また，フットケアも積極的に実践している．最低でも半年に1度は患者の足を十分に観察している．

b．投薬治療

健康増進外来は生活習慣の改善を主目的にしているが，適宜，投薬治療を併用している．

健康増進外来を実践する際に注意しなければいけないことは，生活習慣の改善に固執するがあまり，投薬治療開始のタイミングが遅れることである。
　このタイミングは意外に難しい。健康増進外来の受診患者に限らず，多くの患者が薬は極力飲みたくないと考えている。特に，健康増進外来を受診する患者はその傾向が強い。もともと，なるべく薬に頼らずに，生活習慣の改善をしたいと考えて健康増進外来を受診している。そのため，投薬治療を開始すると，生活習慣を改善したいというモチベーションが下がると主張する患者も多い。
　もちろん，糖尿病治療において，生活習慣の改善が最も重要であることに異論はない。一方で，最悪の転帰，例えば，糖尿病性腎症による透析導入，糖尿病網膜症による失明，糖尿病性壊疽による下肢切断，脳血管障害，虚血性心疾患などは，患者にとってはもちろんのこと医療者にとっても避けたいところである。
　したがって，医師には，数年から数十年後に発症するかもしれない最悪の転帰を，無症状のうちから意識し，それを未然に防ぐことが求められる。
　患者のモチベーションを下げず，しかし最悪の転帰を避けるために，必要な投薬治療は行わなければいけない。タイミングを決して逃さず，投薬治療に踏み切る必要がある。そして，適切なタイミングで投薬治療を行うことと同じくらい，投薬に対する患者の納得感を得ることが必要である。患者の納得が得られない一方的な投薬治療はつつしみたい。すなわち，投薬治療においても，患者と医療者が一緒に考えるという姿勢を大切にすべきである。

10. 健康増進外来の検査・評価指標

　健康増進外来では，複数の評価指標を用いて，患者を客観的に捉えている。評価内容は2つある。すなわち，①糖尿病とその合併症に対する評価，②心理面の評価，である。

a．糖尿病とその合併症に対する評価（表4）

　採血検査，尿検査，足の評価，画像検査などを定期的に行っている。これらの検査は，日常の糖尿病コントロールを把握することは当然のこと，糖尿病に

表4 評価項目と評価のタイミング

①受診ごとの検査
　随時血糖値，HbA1c，尿検査
②初診時，3ヵ月ごとに行う検査
　血算，生化学検査（肝機能，腎機能，脂質など）
③半年ごと程度に行う検査
　尿中微量アルブミン・尿蛋白定量，足の評価
④適宜行う検査
　心電図，胸部単純X線，冠動脈CT，頸動脈エコーなど

よる合併症の予防にも役立てる。
　足の評価には特に力をいれている。実際の評価項目は，タッチテストや振動覚，足背・後脛骨動脈の触知，白癬，胼胝・鶏眼の有無などである。患者に靴下を脱いで診察台に寝てもらい，医師が評価する。足の評価を通じた患者とのコミュニケーションは，患者に対しフットケアの重要性を伝える直接的なメッセージにもなり得る。

b. 心理面の評価

　Goldenらによると，糖尿病患者は抑うつ症状を呈する傾向があるとされる(Examining a Bidirectional Association Between Depressive Symptoms and Diabetes. JAMA299. 2751-2759, 2008)。したがって糖尿病診療では，薬剤治療など身体面への治療に加えて，精神面へのアプローチも必要である。そこで，健康増進外来では，患者の心理面へのサポートも重視している。その際の参考にする目的で，定期的に心理面の客観的評価を行っている。
　具体的には，初診時と3ヵ月ごとに，2つの質問紙を実施している。全般的な健康感（健康関連QOL）の評価としてSF-36を，そして糖尿病に限定した心理的負担感の評価としてProblem Area in Diabetes Survey（PAID）をそれぞれ患者に尋ねている。
　SF-36は，健康関連QOLを測定する尺度で，世界的に汎用されている質問

紙の1つである。SF-36は2つのサマリースコア（身体的サマリースコア，精神的サマリースコア）および8つの下位尺度（身体機能，身体—日常役割機能，体の痛み，全体的健康感，活力，社会生活機能，精神—日常役割機能，心の健康）にて構成される。すべての尺度について日本人国民標準値（平均値50）が求められていることから，対象者の結果を平均的な日本人の健康感と比較ができる。SF-36の活用の仕方は2つある。すなわち，日本人国民標準値との比較，そして患者個人の前後比較である。

　PAIDは「糖尿病に関する負担感情」の程度を調査する質問紙である。質問は20項目の合計得点（100点満点）で示され，得点が高いほど糖尿病とその治療に対する感情的負担が高い，すなわちQOLが低いと評価する。PAIDは患者個人の前後の比較として用いる。すなわち，前後で点数が低下していれば心理的負担感が軽減したと判断し，逆に点数が上がった場合には負担感が高くなったと考える。PAIDはSF-36のように日本人の平均値は求められていないため，PAIDの結果はもっぱら患者ごとの前後比較として用いる。

11. 健康増進外来の経営的側面

a. 生活習慣病管理料を算定

　健康増進外来では保険診療上，「生活習慣病管理料（院外処方；800点，糖尿病）」を算定している。

　「生活習慣病管理料」は，脂質異常症，高血圧症，糖尿病のいずれかを主病名とする患者に，月1回のみ算定できる包括医療費である。これらの患者に対し治療計画を策定し，その計画に基づいて，栄養や運動などの生活習慣に関する指導管理を行った場合に月1回算定できる。なお，200床未満の病院と診療所が算定できる。

　包括医療費のため，指導管理，検査，投薬，注射は点数に含まれる。しかし，画像診断など上記にあたらないものは別に算定（出来高算定）できることになっている。例えば，超音波検査は「検査」のため算定できないが，胸部X線検査は「画像検査」であり算定できる。

　この制度を用いると，比較的程度の軽い糖尿病患者は，一般外来よりも自己

負担額が上がる可能性が高い。そのため，健康増進外来を受診する前には，医療費については十分に説明しておく必要がある。

b. 採算性について

健康増進外来について寄せられる質問や懸念で多いのは採算性に関するものである。すなわち，「これほどのゆったりした時間をかけると，多くの患者をみられないため，採算が取れないのでは？」という意見である。

従来の出来高払いを主体とした医療費システムでは，多くの患者を診察することで採算性がとれていた側面がある。その意味では，この指摘はもっともである。

そこで，健康増進外来の採算性について具体的に数値を挙げて検討してみたい。

現在の健康増進外来の1コマ（火曜日14～19時）あたりの患者数は4～8名程度（1ヵ月30名程度）である。健康増進外来は面談が中心で，検査も限られていることから，実質的な経費の大半は人件費である。例えば，仮に1コマ（1～3時間）あたり5名の患者が受診した場合，1ヵ月（4週）の総患者数は20名となり，保険診療上16万円の収入になる。そこに1名の医師と3名の看護師，臨床検査技師1名，事務職員1名の合計6名が対応したとする（実働4～8時間／1ヵ月）。その収入のほとんどを人件費にあてられるとすれば，1名の職員あたり健康増進外来のみで1ヵ月約27,000円（均等割りで時給約3,000～7,000円程度）の給与となる。なお，実際は①時間外勤務であること，②初回に管理栄養士が面談に同席すること，③追加検査，などの要素も細かく考慮する必要はあるが，仮にそこを加味したとしても，少なくとも大幅な赤字にはならない。

今後，外来枠を拡充し，より多くの疾患や患者数に対応できれば，健康増進外来は経営上も十分に採算が取れ，安定した部門になりうる。

〔松嶋　大〕

第Ⅲ部
健康増進外来の効果

2003年10月，健康増進外来がスタートした．以降，多くの患者が健康増進外来を訪れている．
　一般外来から健康増進外来に移った患者は，健康増進外来方式により大きな効果を得ている．生活習慣の改善が進み糖尿病のコントロールがよくなった患者，内服量が減った患者，健康感や糖尿病への負担感が改善した患者など，健康増進外来に通うことでプラスの効果を示している患者がほとんどである．さらに，健康増進外来では患者への効果はもちろんのこと，病院やスタッフにもよい効果がある．
　本項では，健康増進外来の効果について，患者と医療者のそれぞれの効果を検証する．また，実際の患者の経過，患者の感想を列挙することで，健康増進外来の効果を示したい．

1. 健康増進外来の患者への効果

　健康増進外来では，患者に対し，血糖コントロールの改善，心理的負担感の軽減，患者が自分の力で生活習慣を改善する，といった3つの効果を示している．特に，心理面へのよい効果は健康増進外来の特徴である．
　では，血糖と心理面に対し具体的にどのような効果があったか．実際に受診患者から得たデータを検証してみた．2003年10月～2007年3月の健康増進外来を受診した全患者22名を対象に，初診時と3ヵ月後の変化を調査した．対象者の平均年齢は54.6歳で，男性15名（68.2％）であった．

a. 血糖コントロールへの効果

　健康増進外来の患者の初診時のHbA1cは7.5±1.1％（平均±標準偏差，以下同じ）であった．そして，健康増進外来を受診するようになって3ヵ月後，受診患者のHbA1cは6.8±0.9％と有意に改善していた（$p=0.019$，対応のあるt検定）．
　ここで強調しておきたい．健康増進外来を受診する患者は，最初の数ヵ月は投薬治療を強化することはない．なぜならば，健康増進外来の受診患者は，薬剤治療ではなく，生活習慣を改善することで糖尿病をよくしたいと思っている

からである。そのため，安易に内服治療の開始（もしくは強化）はしない。
　すなわち，受診後3ヵ月で，HbA1c値で0.7％低下していたことは，健康増進外来を受診した結果，そして恐らく生活習慣の改善の効果と考える。

b．心理面への効果

　健康増進外来の心理面への効果として，2つの客観的指標の結果と，1つの患者のエピソードを紹介する。
　客観的指標についてPAIDとSF-36の2つのそれぞれの結果を示す。
　第一にPAIDの結果である。PAIDは糖尿病に対する心理的負担感を示している。初診時は42.4 ± 13.7点であった。これが3ヵ月時点では34.4 ± 11.1点と有意に低下した（$p = 0.011$，対応のあるt検定）。すなわち，健康増進外来受診後に，患者の糖尿病に対する心理的負担感が軽減したことを示している。
　第二にSF-36の結果である。SF-36は糖尿病に限定されない，全般的な主観的健康感（健康関連QOL）を示す。SF-36のスコアが低ければ，単純に健康感が低いと考える。初診時には，全体的健康感（GH）を除くすべてのスコアで，日本人国民標準値の50を超えていた。すなわち，健康増進外来の患者はもともと健康感が高い患者群であった。そして，3ヵ月後。SF-36のすべての下位尺度スコアと2つのサマリースコアの平均値が増加していた。特に，もともと日本人国民標準値より低値であったGHでは有意に健康感が上昇していた（$p = 0.008$，対応のあるt検定）。
　これら2つの客観的指標の結果から，健康増進外来方式は，糖尿病そのものへの心理的負担感を軽減するだけでなく，患者の健康感も向上させる効果があることが示された。
　次に，心理面への別の効果について，患者の一言（エピソード）を紹介する。
　「健康増進外来に通院するようになってから，外来受診時の血圧が下がってきた」
　この患者は高血圧症で投薬を受けているが，もともと家庭血圧と外来血圧の乖離がいちじるしかった。家庭では収縮期血圧が120～130mmHg台くらいと比較的よくコントロールされていたのが，外来では160台はザラで，時には190台ということもあった。すなわち，白衣性高血圧症の要素も持っている患者だった。

その患者が，健康増進外来に移ってからほどなくして，血圧は家庭血圧と同等もしくはそれよりもやや高い程度に落ち着いた．その患者さん曰く，「外来受診のストレスも減った」と．つまり，一般外来では受診することそのものが患者にストレスやプレッシャーをかけていたのだ．健康増進外来は受診そのものの負担が少ないということを示すエピソードである．

c．患者が自分の力で生活習慣を改善する

 健康増進外来の患者には，自分で生活習慣の改善策（目標）を立案し，その改善策を実践することが求められる．

 この健康増進外来方式について，開設当時はほぼすべての患者が困惑していた．そもそも患者は受け身であることが一般的である．医師から指導的な言葉を待っている患者，単に投薬だけを求める患者など，一般外来では患者からの積極的な対応は多くはなかった．そのため，受け身の姿勢に慣れた患者が，健康増進外来方式（患者の主体性にまかせている）に驚くのも無理はなかった．

 あえて例えるなら，一般外来では，患者は医師が運転する車の助手席に乗っていればよかった．一方，健康増進外来では，運転手は患者自身である．医師や看護師はむしろ助手席や後部座席から応援する立場である．

 健康増進外来では，まず「生活習慣の改善で何かできることはありませんか？」という質問をする．たいていの患者から，最初のうちは例えば「食事療法をがんばります」や「お酒をやめます」という答えが返ってくる．前者は具体性にかける．後者は難しい目標である．すなわち，どちらのタイプの目標も初期目標にはあまり適さない．

 しかし，ここで，外来スタッフも，あきらめず，粘り強く，患者に接していると，次第に行動目標が洗練される．例えば，「食事療法をがんばります」と言っていた人も，数ヵ月後には，「間食を減らします」に変わる．さらに数ヵ月もすると，「間食は週2回まで」のようにさらに具体性が増す．食事療法の取り組むべき対象が具体的になる．

 また，ある患者はとてもユニークな目標を設定した．「ご飯を1.5合炊く」である．たいてい，目標と言うと「○○をしないようにする」といった，行動を制限するタイプが目立つ．しかし，この「ご飯を1.5合炊く」という目標は，本質的には「行動を制限する」目標ではあるが，見た目には前向きな目標にみ

えないだろうか。同様に,「間食を週2日以下にする」という目標も,例えば,「週2日まで間食を食べることができる」と変えると,不思議と前向きにならないだろうか。

このように目標が洗練されていくことで,当然,受診患者の生活習慣が好ましい方向に変容していく。その効果が,前述した血糖コントロールの改善という結果として客観的に示されている。

最初は生活習慣の改善のための目標設定に困惑する患者も,医療者が粘り強く接していれば,目標の内容は変わる。目標はとにかく自分で設定することが大切である。

d. 健康増進外来の隠れた功績：自己判断による通院中断がない外来

健康増進外来の隠れた効果,もしかすると最大の効果の1つが,開設以来これまで1人たりとも自己都合による脱落者がいないことである。

2003年に健康増進外来が開設され,これまでに延べ50名以上の患者が受診した。インスリン導入のため一般外来へ再移籍,経過がよいために健康増進外来を卒業し一般外来へ再移籍,異動など職場の都合により当院への受診ができなくなった患者を除けば,患者の通院中断はない。

一般的に,通常の外来では,ある程度の割合で通院を自己中断する患者がいる。自己中断の原因は何だろうか。この答えへのヒントとして,健康増進外来の受診患者の興味深いコメントを掲載したい。

「健康増進外来の前は外来に来ることがストレスで,がんばってと言われると悲しくて泣いて帰った」

このコメントが示していることは何か。すなわち,一般外来は,外来受診そのものがストレスになっている可能性がある。

その他自己中断の理由としては,長時間の待ち時間,短い診察時間,医療者から一方的に指導される,などがあるのではないだろうか。いずれにしても,一般外来は患者にとって何かとストレスが多いようだ。

翻って健康増進外来はどうだろう。待ち時間はない。患者には話したいことを好きなだけ話すためのゆとりある診察時間が確保されている。医療者が何かを強制することはない。そして何より,健康増進外来スタッフは患者の心理的負担（ストレス）に興味を持っている。要するに,自己中断を来たしうる原因

を含んでいない外来といえる。
　この患者の自己判断による通院中断がないことは，目立たないが，実は大きな効果の1つである。

2. 病院とスタッフへの効果

　健康増進外来の面白いところは，患者のみではなく，病院やスタッフにも効果があるところだ。

a. 新たな外来看護とチーム医療の誕生

　これまで，外来看護師の仕事は，医師の診療補助や，採血等の手技などに限定されていた。そのため，外来診療では，看護師の本来の専門性が発揮されることは少なかった。
　しかし，健康増進外来の導入により，藤沢町民病院には新たな外来看護が誕生した。健康増進外来では看護師がスタッフの中心である。看護師は患者を積極的に支援し，患者の健康増進に大きく寄与している。
　また，チーム医療の重要性が叫ばれて久しいが，これまでの外来診療ではチーム医療が機能しているとは言えなかった。しかし，健康増進外来では医師はむしろ脇役で，看護師を中心に，多くの専門スタッフが積極的にかかわっている。看護師が調整役も担うことで，スタッフ間が有意義に連携し，洗練されたチーム医療が実践されている。
　健康増進外来における看護師の活躍ぶりを改めて強調したい。
　健康増進外来では，患者が受診してから病院を出るまで，一貫して担当看護師が付き添っている。医師の診察後は，患者は担当看護師とともに診察室から退出する。そして，担当看護師から次の外来の日程の説明を受けたり，処方箋を受け取ったりする。そこでは頻繁に笑い声も聞こえる。病院で，患者と医療者が一緒に笑っているという状況を見かけることは少ない。しかし，健康増進外来では笑いが多い。それだけ，患者と看護師が自然な関係，そして熟成された信頼関係にある証である。
　先日，この熟成された信頼関係を証明する患者のコメントがあった。健康増

進外来の患者を私がいつものように診察をしていた時のことである。私が、ある行動目標を提案した時、患者さんがふと漏らした一言。

「（担当の）看護師さんと次に相談をしてみます」

私は、ちょっと驚き、そして看護師に嫉妬した。しかし、落ち着いて考えると、とてもうれしいことだと気付いた。この一言で、健康増進外来が次のステージに進んだような印象を持った。そして、最近は私は診察の最後に「また次に担当看護師とよく相談をしてください」と話すことが多くなった。これほどの信頼関係は、残念ながら、医師と患者ではそう簡単には作れない。まさに看護師だからこそできることであり、そして、これこそが健康増進外来の真髄である。

ところで、健康増進外来が開設されて間もない頃は、私と患者の距離はもっと近い印象があった。当時は、私自身が、患者のストレスや行動変容に大きく関与していた。しかし、最近の私の仕事は、糖尿病という疾病そのものへの対応が主体となった。そして生活習慣のことまで話し合う機会は減った。必然的に診察時間も以前より短くなっている。その理由は、「患者―担当看護師」の関係が熟成したことによる。患者のストレスや生活習慣改善へのアプローチは担当看護師が十分に対応してくれているので、医師である私があらためて介入する必要がなくなった。いや、ただしく言えば健康増進外来の「患者―担当看護師」関係があまりに強固で、私が付け入る隙がないとも言える。その点、看護師に嫉妬することもあるが、患者と担当看護師の熟成された信頼関係をみると、これは、医師には到達できない関係性に見える。感動すら覚える。長年連れ添った夫婦や友人のような、とても強いきずなで結ばれている。

以上のように、健康増進外来の開設により、新たな外来看護が誕生し、外来看護師の活躍の幅が広がった。

b. 外来診察の満足感が高い外来

私たち医療者は、従来の糖尿病外来診療で、指導をいくら頑張っても一向に患者の生活習慣改善が進まないことを頻繁に経験する。この時、医療者は無力感に陥ったり（燃え尽きる）、怒ったりすることもある。例えば、以下のようなセリフが頭に浮かぶ医療者が多いのではないだろうか。

「こんなに熱心に指導しているのに一向に患者は変わってくれない。頑張っ

ても無駄だ。」
　これでは，医療者にとっては外来診療への満足感も湧かない。むしろ努力をしても報われないという無力感や怒りが増すだけである。
　しかし，健康増進外来は違う。患者の話を徹底的に聞き，一方的な指導をやめ，そして患者を信頼することで，患者の生活習慣の改善は進み，そして血糖コントロールが良くなる。患者の笑顔も増える。健康増進外来にたずさわる私たちは，患者が本来持つ自己治癒力に感動し，そして勇気をもらう。また，患者が元気になっていくことで，外来診察を担当する私たちも充実感を覚える。
　健康増進外来は，私たち医療者にとっても大変満足度が高い外来である。私たち自身の健康感も上昇している。

c. 健康増進外来が看護師に与えた影響

　健康増進外来の開設により，多くの病院スタッフが好影響を受けた。その中で特に強い影響を受けたのは看護師である。では，健康増進外来によりどのような変化が看護師に起こったのか。それは，私が書くよりも健康増進外来に関わる看護師の感想を聞いたほうが早い。
　そこで，健康増進外来の開設以来一貫して，健康増進外来担当看護師として活躍している畠山貴江看護師に感想を寄せてもらった。以下，畠山看護師の感想の全文である。

　私はこの健康増進外来で，糖尿病患者さんとの関わり方に1つの答えを見つけることができました。
　これまで，看護師としての経験の中で，さまざまな糖尿病患者さんと関わる機会がありました。その中には糖尿病の知識はあるのに行動が伴わない人，糖尿病と診断され治療の必要性があるのにそのことを認識していない人，治療していたのに何らかの理由で中断してしまった人など，自己管理のうまくいっていない患者さんがたくさんいました。
　そのような患者さんとの関わりの中で，私は，私の持ちうる知識や技術を使って患者さんを指導すれば，指導した通りに行動を起こし自己管理がうまくいくものと勝手に思い込んでいました。自分のためなのだから，自己管理のためのよい行動を起こすこと，これまでの生活を変えることは当たり前だと思って

いたのです。だから、期待通りに行動を起こしてくれない患者さんにがっかりし、自分の関わり方に迷い、時には投げ出したくなったものでした。

そんな時、糖尿病研究会のメンバーとなり、健康増進外来のスタッフとして患者さんに関わる機会をいただきました。健康増進外来で患者さんと面談する中で分かったことは、患者さんには患者さんの生活があり、その生活を変えることは簡単ではないということ。だからといって、それでいいと思っているわけではないということ。糖尿病を持ちながら生きていくことに伴う心の負担がどれほど大きいかということ。そして、一方的な指示や指導では、そんな患者さんの気持ちも生活も変わらないということでした。

まずは私が変わること。患者さんに興味を持ち、患者さんの中にある力を信じることが必要でした。そのためには、「聴く」ということが大切でした。患者さんの「そのまま」を聴きたいと思いました。起こした行動、その事柄だけを聴くのではなく、そこに隠されている患者さんの「思い」や「期待」を聴きたいと思いました。それが問題を解決する力のある「気持ち」や「感情」になると思ったからです。聴くことで、患者さん自身も問題の解決法やアドバイスだけを求めているのではなく、自分の考えや気持ちを言葉にしたい、聴いてほしいと思っていることに気がつきました。患者さんは、生活の中のいろいろなことを言葉にすることで、自分の気持ちや感情を整理し、自分で解決の糸口を見つけ、自分で行動を起こしました。そして、自分で起こした行動は、自身の達成感や満足感を高め、その行動を継続することにつながるのでした。

健康増進外来で見つけた１つの答え。それは、患者さんがよりよい自己管理を始めるため、続けるためには一方的に指示する関係をやめること。その患者さんにとって何が問題なのか、その問題を解決するためにどうすればいいのかを一緒に悩み、考える関係を築くこと。「パートナー」という関係。「寄り添う」という関わり方です。（畠山貴江看護師　記）

3. 糖尿病外来診療への新風

健康増進外来への批判的な意見として、「生活習慣の改善に意欲がない人に対応しきれない」という声がある。もっともである。確かに、これまで述べ

きた健康増進外来方式では，意欲がない人はカバーできていない。
　では，「生活習慣の意欲がない人をカバーできない」という理由で健康増進外来方式が否定されるか。私たちはそうは考えない。
　これまで，「生活習慣の改善に意欲がある人」や「糖尿病に対する心理的負担感が大きい人」を満足させる糖尿病外来があったか。あるいは，外来診察時間や待ち時間のために満足に外来を定期受診できなかった糖尿病患者を受け入れる糖尿病外来があったか。いずれも NO だ。一方，健康増進外来ではこれらの患者を十分に受け止めている。
　健康増進外来では，仕事を早退などする必要がなく，自身のライフスタイルを崩さずに受診することができる。もちろん，意欲が高い人の意欲を下げさせることなく受け止めることも可能だ。
　したがって，健康増進外来は，従来の糖尿病外来では十分に受け止めることができなかった人の受け皿となり得る。このような点から，健康増進外来は糖尿病外来診療のブレイクスルーになり得る新たな外来形式であると自負している。

4. 実際の患者の経過

　健康増進外来には個性豊かな患者が集う。それぞれの患者には様々な物語がある。ここでは，2 名の患者さんに登場いただく。なお，患者さんが実名での登場を承諾されたので，実名で記載する。また，以下の「患者の視点」では，実際に患者さんから文章を寄せてもらった。「看護師の視点」では担当看護師の感想である。

Case 菅原豊子さん：健康増進外来のパイオニア

　菅原さんは，健康増進外来の第一号の患者である。
　健康増進外来への初診時は 50 代後半であった。すでに糖尿病歴は 10 年以上あり，教育入院が 2 回，食事指導も数回受けていた。しかし，なかなか血糖コントロールが軽快せず，HbA1c は 8 ～ 10 ％程度であった。そこで，私は，健康増進外来が開設される直前の 2004 年 9 月にインスリン療法の導入を勧めた。

しかし、菅原さんは、「インスリン治療はしたくない」という強い意志があった。そして、生活習慣の改善に大変意欲的であった。そこで、健康増進外来の創設とともに一般外来から健康増進外来に移行してもらった。

　健康増進外来に移ってからは、担当看護師との面談を通じ、間食や塩分の制限、体をよく動かすなどの生活習慣の改善に意欲的に取り組んだ。その甲斐もあり、健康増進外来への移行後の約1年後にはHbA1cは6.9％に改善した。これは、菅原さんにとっては快挙であった。糖尿病と診断がついた初期のころを除けば初めてHbA1cが7％を切ったからである。

　喜んだのもつかの間、その後いくつかの試練が菅原さんを襲った。早期胃癌と突発性難聴である。その都度血糖コントロールは上下した。そんな中、内服治療の強化や、担当看護師と一緒にさらなる生活習慣の改善に取り組み続けた。そして、菅原さんは試練を乗り越え、現在も力強く生活習慣の改善に取り組み続けている。

a. 患者の視点（菅原豊子さん）

　健康増進外来が新しくできたとき、私は迷うことなく受診しようと決めました。糖尿病歴が長く、どうすれば良くなるかととても悩んでいたころでもあり、この病気について詳しく知らなければならないと思っていたからです。私にとって、生活習慣が悪く発病してしまった糖尿病は、人に知られたくないはずかしい病気という認識がありました。町民病院の外来を受診してもなかなか良くなりませんでした。本を読み、自分なりに勉強して食事も気をつけるようにしていました。それでも結果はみられず、毎月病院に行くことが苦痛に感じられるようになってしまったのです。

　そんな時受診するようになった健康増進外来は、私を変えてくれました。まず、セルフ・チェック表をもらい、毎日の食事と生活のチェックを始めました。私の担当看護師の菊池さんにはカロリー計算を教えていただき、自分でも食事日記を付けるようにしました。毎日の食事や生活の見直しを記入し、月に一度菊池さんに見ていただくことが楽しみになりました。まるで宿題をちゃんとやって先生にほめてもらう私の孫達のようなものです。時々、私が落ち込んでいると「そんなにがんばらなくても……」と励ましの言葉をかけてくれたり、検査結果が良かった時は自分のことのように喜んでくれます。時には、家族の健

康の相談に乗ってくれることもあり，私の心の支えとなっています。本当に感謝しています。

先生の診察も一般外来とは違い，ゆっくり時間をかけていただき，ゆったりとした気持ちで話を聞いてもらえます。「何か心配なことや気になっていることはありませんか。」という言葉にも，私の病気のために力を貸していただいていることを実感し，小さなことでも相談できる信頼関係があることを心強く思い，心から感謝しています。そのおかげで，別の病気も見つけていただき大事に至ることなく安心しています。

この健康増進外来のおかげで，糖尿病という病気にきちんと向き合い，皆様の力をかりながら「治したい」という強い気持ちを持つことができました。自分のため，そして家族のためにこの病気が良くなるように努力していきたいと思います。

先生，担当看護師の菊池さん，藤沢町民病院のスタッフの皆様，本当にありがとうございます。これからもよろしくお願いします。

b．看護師の視点（菊池里美主任看護師）

糖尿病はこれで治療が終わりというゴールがありません。見えないゴールに向かって走り続ける菅原さんにかける言葉が見つからなくて，いつも自分の無力さを痛感しがっかりすることが多くあります。そんな私に，菅原さんは，「大丈夫だよ。菊池さん，検査結果が悪いと頑張れるから。」と励まされることが多く，私はいつも救われています。

時にはつらく厳しい糖尿病とのかかわりの中で，「それでも頑張るのは孫のため，家族のため」，「なにより自分のためだから」と菅原さんは自分自身に言い聞かせるようにいつも話されます。素直で実直で，思いやりがあり，とても素敵な方の担当になれたことを幸せに感じています。

菅原さんの話は糖尿病を抱えて暮らす患者さんの「心の声」を代表しています。菅原さんとの交流を通して，糖尿病を抱えながら生活する思い，辛さ，大変さなど多くのことを学ばせていただき，本当に感謝しています。

c．医師の視点（松嶋　大）

健康増進外来が開設されるにあたり，私が担当していた菅原豊子さんにお願

いして，健康増進外来の第一号の患者さんになって頂きました。

菅原さんは，糖尿病に正面からぶつかり，まじめに対応されています。癌という試練にぶつかりながらも力強く乗り越えました。そして，薬物治療になるべく頼らず，生活習慣の改善を頑張ることで，糖尿病とうまく付き合おうという姿勢には，本当に尊敬の念を感じずにはいられません。

そんな菅原さんが菊池看護師に話したという感動的な一言を紹介します。

「糖尿病になって良かったと思っています。家族の食事にも気をつけてあげられるし。」

美しい言葉だと思いませんか。まさに健康増進です。

菅原さんが健康増進外来に移られた当時，私たちにはまだまだ生活習慣の改善に関するノウハウがありませんでした。そのため，菅原さんには申し訳なかったのですが，試行錯誤しながら外来に取り組みました。今日では，私たちもかなりノウハウを集積することができましたが，それも全て菅原さんが健康増進外来に移られたことから始まっています。本当に感謝しています。

これからも，私たちは，菅原さんの最大のサポーターであり続けるつもりです。

Case 伊藤　巧さん：ダイエットも着々と進む

伊藤さんは30代半ばの男性。2年前に会社の健診で尿糖を指摘され，他院での精査の結果，糖尿病と診断された。しかし，無症状であることを理由に放置していた。

その後，会社の転勤にて地元に戻ってきて，当院を受診する機会があった。その際に，伊藤さんが健康増進外来のことを知り，本人の希望により2008年11月から健康増進外来への定期受診が始まった。健康増進外来への初診時，HbA1cは5％台と血糖コントロールは良好であった。

伊藤さんは，過去10年間で体重が約10kg増えてしまったので，元の体重に戻ることを願っていた。そこで，良好な血糖コントロールの維持を可能にするために，ダイエットを薦めることにした。なお，初診時の体重は77kgだった。

初回の健康増進外来にて，不規則な食生活で，摂取カロリーも多めで，さらに夜間に間食が集中していることが判明した。そこで，担当看護師との面談を

通じて,「規則的に3食を摂ること」と「間食を減らすこと」を当初の目標とした。さらに,その後,毎日体重を測定し,セルフ・チェック表に記載することを日課とした。

健康増進外来への初診から3ヵ月後には体重は68kgに減量した。もちろん血糖コントロールも良好なままであった。

なお,伊藤さんは平成21年12月に仕事の関係で引っ越され,健康増進外来から「卒業」となった。

a. 患者の視点(伊藤　巧さん)

岩手県藤沢町在住,37歳,会社員,伊藤巧と申します。趣味は,週3回の弓道(週3回,2時間の修練をしています)のほか,夏にはスキューバダイビング(1回/月程度),冬はスノーボード(2回/月程度)です。酒も好きで,晩酌はしませんが3回/月のペースで飲み会があり,会社内外の付き合いも大切にしています。

仕事で国内外の出張もあり,入社12年目で身長170cmは変わりませんが,入社時64kgだった体重は,健康増進外来に通い始めた平成21年9月末には76.9kgになっていました。

私は,健康増進外来を「糖尿病の体調管理」のほか,「体重64kgを目指すダイエット」としても活用しています。

平成18年の会社の定期健康診断にて「尿糖有り」と指摘されました。その後,精密検査を行い,75g経口ブドウ糖負荷試験で,食後2時間血糖値が210mg/dlだったため,「糖尿」との診断が下されました。

この時はまだ,体調も良かったし,仕事で宮城県への異動も決まっていたため,治療,食事療法の指導も受けることなく放置していました。その後,2年間は会社の定期健康診断でも「異常なし」だったため,特に気に止めることもありませんでした。

平成20年9月に異動で岩手県に戻ってきたのを期に,「俺は本当に糖尿病なのか?」という疑問があったこと,自分でも今の健康に自信があったので,藤沢町民病院で再検査を行いました。この時に「健康増進外来」があることを知り,「糖尿病の体調管理」と「ダイエット」の両方に役立てようと通院することにしました。

健康増進外来には，1回/月，火曜日の19時に，藤沢町民病院に通院しています。土曜日，日曜日の休みはありますが，せっかくの休みを「病院通い」に使うのは気が引けます（投薬治療も無いし，体調も悪くないので，時間がもったいない）。普通の会社員なので，平日（月〜金）は8時30分〜17時までは仕事がありますので，19時からの診療は仕事帰りでも通えるので大変ありがたく思います。
　職場は藤沢町民病院から車で約40分程度かかりますが，会社帰りならば，ちょっとドライブ位の気持ちですので気が滅入ることもありませんでした。
　予約制ということもあり，病院での待ち時間も無く，病院についてすぐに診てくれるのもうれしいことです。私の場合，実際の診療・診察時間は，血圧・心拍測定，体重測定，血液検査，尿検査，看護師さんとの2者面談，先生を含めた3者面談を合わせて1時間程度であり，仕事帰りでも十分に対応できるものでした。身体測定・検査結果もその時間内にわかるので，翌月の活動目標にすぐに反映できるのもうれしいものです。
　看護師さんとの面談も基本的には「雑談，世間話」。最近の仕事のこと，体調のことなど，そんな中から，翌月の行動目標を決めていきます。一般の外来と違い，毎回，同じ看護師さんが担当してくれるので，親近感がわきやすいです。私の通院目的が「糖尿病の体調管理」だけでなく「ダイエット目的」であることも知っているので，一見して，「ちょっとアゴの周りが痩せたんじゃない？」とか声をかけてくれた時はうれしかったです。会社の出張や，異動のある時には「朝，晩のご飯は？　1回，出張時に食事日記作ってみて。」とか，行動目標も「来月は出張もあるし，残業が続くのならば目標はこのまま据え置きましょう。」とかアドバイスをくれました。
　先月のセルフ・チェック表を見ながら，自分，看護師，先生の3人で，向こう1ヵ月の行動目標を立てることは一般的な外来では無いことです。会社員の私には，予定外の出張や趣味仲間との飲み会等があるので，病院側から一方的に「こうしてください。」と言われてもなかなかできません。そこで3者（先生，看護師さん，自分）の話し合いで，おおよその方針のみ指示をもらって，後は自分でチェックするこの方法はとても良いと思います。例え急な飲み会が入って「あ〜，今日は飲んだな〜。」と思ったら，「次回の飲み会はお茶にしよう。」とか，セルフ・チェック表を見て考えるようになりました。今までの

私ならば体調がよければ飲み会の度に「食べて」「飲んで」いましたので，今考えると，セルフ・チェック表のおかげで食事や飲酒量にもなんとなく気を遣うようになったのかなと思います。

平成20年9月～平成21年9月までの1年間，この健康増進外来を続けていますが，体調にも問題なく，平成21年6月の眼底検査でも異常無しでした。飲み会でも，飲む量には気を遣うことなく参加しています。おそらく1人で「糖尿病の体調管理」や「ダイエット」をしていたら，途中で飽きたり，自己評価で満足して途中で止めたりしていたと思います。

健康増進外来によって，先生，看護師さんという医療の専門家に会い，自分の目標の達成具合を客観的にチェックができて，とても刺激になっています。

b．看護師の視点（千葉利恵看護師）

私が健康増進外来に携わるようになり，初めての担当患者さんが伊藤さんでした。どのように話を進めていっていいのか，目標はどのように決めていったらいいのかなど先々のことを考えて緊張と不安な気持ちで始まった健康増進外来でした。

伊藤さんについては，自覚症状があっても通院をおっくうがったりする方が多い中，若い世代の方が自分から通院を希望されたということで，とても関心を持ちました。また，同じ世代ということで当初の心配をよそに，スムーズに入っていくことができました。

健康増進外来が開始した直後から伊藤さんには，減量という大きな目標がありました。そのために，まず自分の生活を振り返り，その中から目標を見出し積極的に取り組まれていました。健康増進外来に通いはじめて間もなく転勤が決まり，残業が増えたり等，ストレスもかなり多かったようですが，気持ちの切り替えも早く，健康増進外来に通い始めて1年で6kg前後の減量に成功しました。夜間に集中した食生活も改善することができました。

とても積極的な態度でのぞまれていることがよくわかり，看護師である私のほうがとても刺激を受けました。また，一緒に勉強をしているという感じで私もいろいろ勉強になりました。

転勤後も定期的に病院でチェックを受けたい，セルフ・チェック表も続けたいと転勤後受診をする病院もご自分で探されてきました。2009年12月の転勤

で，外食は増えるだろう……仕事のストレスは……どのような生活スタイルになるのだろう……等々心配事はつきないと思うのですが，本人からは目標を立てて，定期的に第3者の評価やアドバイスがあれば続けていけるとの話があり，転勤後も近隣の病院に通院することを希望されました。

この1年，健康増進外来に通ったことをきっかけに，目標の達成に向けて，またこれからも自分の健康を維持していく為に頑張っていただきたいと思います。

c．医師の視点（松嶋　大）

伊藤さんは精力的にダイエットに取り組まれています。私からは1つだけ，毎日体重を測定することを提案しました。その他は，担当看護師とともに目標を設定し，そして自発的に生活習慣の改善に取り組まれました。その結果，わずか数ヵ月で10kg近くのダイエットに成功されました。すごいことです。

ところで，私たちが健康増進外来を開設した理由の1つが，伊藤さんのような患者さんを受け入れるということでした。すなわち，働き盛りの世代が，仕事というライフワークを乱すことなく，定期的に外来に通院してもらうことです。その達成のために，夜間にも外来を開設することにしました。そして，伊藤さんは，仕事を普通に終えて，仕事後の19時に毎回受診されました。恐らく，伊藤さんは健康増進外来がなければ，そもそも医療機関には定期通院しなかったのではないかと予想しています。その意味で，伊藤さんが負担感が少なく健康増進外来を定期受診されていることに，私たちは安堵しています。

5．患者の声

本項の最後に，健康増進外来に定期受診されている患者の感想を列挙する。

a．健康増進外来の良いところ・気に入っているところ

- ゆっくりした時間の中で自分の話を聞いてもらえる。自分の疑問に答えてもらえる。
- セルフ・チェック表に助けられている。セルフ・チェック表を書かない日が

続くとそれだけで糖尿病が悪くなることがわかった。セルフ・チェック表を書くことで，1日の食事を見直せる。
- 待ち時間がない。
- 予約で待たなくてよい。
- 外来に来るたびに頑張らなければならないと思う。自分の意思を引き締める機会となっている。
- 診療時間を自分の都合に合わせて，夕方ないし午後の時間を予約できること。これが健康増進外来受診の持続している一番の理由である。一般外来では，待ち時間が長く，診療時間は数分で，結局2時間近く病院受診に費やす。しかも診療の多くは検査結果を伝えるだけになっている。一方，健康増進外来で同じ時間を費やしても，診療の質が全然違う。話を聞いてもらえるということだけで違う。数分で自分のことを話せるわけがない。健康増進外来がなく，一般外来であれば，自分の病気が相当悪くなるまで病院に来なかったと思う。
- 同じ看護師，同じ先生から話を聞けること。
- いろいろな話ができるので，来るのが楽しみとなっている。
- 定期的に自分の体のことを聞くことができる。一般外来に通院のころは，自分では調子がいいと思って通院を中断したことがあった。待ち時間が長くてつらいこともあった。そこで健康増進外来を勧められた。待ち時間がないのがうれしい。同じ看護師に話を聞いてもらえる。職場の人とは違って，自由に話せる。聞いてもらうことでストレス発散になる。体重計に乗らずに，知らずに糖尿病が悪くなって自分の体の調子が悪くなっていたが，1ヵ月に1回の外来でチェックしてもらって助かった。母と交替で食事を作っているので，食事の面はカロリー制限がうまくいかないこともあるが，ちょっとした質問をすると次の時までにカロリー表など，資料を用意してもらって助かっている。付き合いが長いので看護師に言いたいことが言える。
- 食事，運動の細かい点までアドバイスがもらえる。
- 病気と闘うことに対して親切に指導してもらえる。
- HbA1cが10％くらいだった時もあったが，今は7.6％に落ち着いている。あのまま一般外来を続けていたら，今頃インスリンを使っていたかもしれないと思うとぞっとする。健康増進外来があったから頑張れた。

- 医師や看護師から「ああせい，こうせい」ではなく，「どうします？」と聞かれる。自分で考えなければならない。目標を設定する。このことは役立っている。
- 何が悪かったのか反省ができる。自分がだめだと思う点を考える良い機会である。母も祖母も糖尿病で，ものぐさだった。歩く職場の時には糖尿病が良くなった。自分ではどうして良くなったのかわからなかったが，話している時に気付かされた。自分では気付かないが，話していて気付く点もある。
- 自分の生活習慣を看護師と話し合うことができてよい。
- 先生のアドバイスは大きい。やる気を出してくれる。

b．担当看護師制はいかがですか？

- とても良い。雑談の中にもうれしい部分がある。同じ目線で付き合ってくれる。一緒に涙してくれたりして，ずいぶん助けられた。この5年間，糖尿病以外にも癌になった。いろんな悩みを打ち明けられる。孫が障害を持って生まれた。私の担当の看護師さんの息子も障害を持って生まれた。悩みの共有ができて励まされた。
- 良い。今までの内容がわかっているので安心である。看護師さんに話を聞いてもらうから，人が変わらないほうが良い。
- いつも同じ看護師だと，今までの経過を知っているので安心である。
- 気軽に話しやすいので良い。自分で良いと思っていたことが違っていた時にもフィードバックをしてもらえた。
- 今までの流れをすべて把握してもらっているので安心である。
- 長く付き合う看護師のほうが話しやすい。

c．健康増進外来の直してほしいところ

- 外来は，慣れた人は，2，3ヵ月に1回受診も選択できればうれしい。極端に生活習慣が変わるのは春だからこのときだけ特別気をつければ，毎月の受診は必要ないと思う。
- もう5～6年通って，慣れてきたから2～3ヵ月に1回にしてもらえたら助かる。
- 体調が悪い時には，1ヵ月の受診間隔をせばめて欲しい。日中の外来に行く

のは働いているとつらい。
- もっと，指導を厳しくして良い。目標（への意識）の継続が必要ということをもっと強く指導すべきである。

d. その他
- 自分の生活習慣の改善の成果を聞きにくるといった姿勢で病院に来ている。
- 約束を自分で守れていないのに病院に来ていいのかと申し訳なく思うことがある。
- 一般外来に戻る気はない。人が固定していて話しやすいから。
- 今後1ヵ月何を目標にしましょうか，と聞かれた時にはあれっと思った。
- 仕事が終わった後に病院へ来られるのはありがたい。
- 健康増進外来は総合内科。今よりももっとレベルアップすべき。糖尿病が心臓や神経へどういう影響があるかパンフレットのようなものがあると良い。

(松嶋　大)

第Ⅳ部
健康増進外来のこれから

健康増進外来は従来の生活習慣病診療の限界を乗り越えるために，実験的に行ってきた。実験的であるための制約は火曜日の午後に限定していること，医師も看護師も専従ではないこと，対象疾患はインスリン治療を行っていない2型糖尿病に限定している。

この5年間を越える健康増進外来の実践から，フルタイム健康増進外来は十分可能であると判断した。フルタイム健康増進外来とは，専従の医師，看護師を配置して，専用の診療スペースを確保して，通常の診療時間をカバーし，対象疾患を生活習慣病全体に拡大することである。2009年からフルタイム健康増進外来の検討を開始しているが，医師もさることながら看護師の数が確保できずにいる。2010年度から健康増進外来の中に禁煙外来を加えて，同じ枠で行うようになった。

フルタイム健康増進外来の概要を記して将来に繋げたい。

診察室：1室
相談室（看護師との面談）：4室
スタッフ：医師1名，看護師4名
診療時間：月曜日から土曜日午前までの10コマ。午後と夕方で火曜日から土曜日までなど，受診者の通院しやすい時間帯を検討したい。
患者数：1コマ2時間として医師の診察時間を15分と想定し，1コマあたり8名。看護師の面談時間を30～60分と想定し1コマあたり4名。1週間あたりの患者数は80名，1ヵ月あたりの患者数は320名となる。
対象とする疾患：高脂血症，高血圧症，糖尿病の生活習慣病管理料が算定できる疾患と禁煙外来を対象としたい。

1. フルタイム健康増進外来までの道

a. 医師の診療体制

藤沢町民病院は総合内科を中心に内科医が全員全領域をカバーし，外来，病棟，在宅を分担する総合診療方式を開院以来維持してきた。少人数の常勤医で安定的に医療を提供するためには最も優れた方法だったと自負している。しか

し，この方法では健康増進外来に専従スタッフを置くことは両立が難しい。1人1人の内科医が週に幾つかの健康増進外来を担当する方法が良いかもしれない。小規模病院で病院の中に更に別の病院が開業しているような弊害を避けることができ，また，1人1人の医師の工夫と苦労を交換し合う検討会などを通してスキルアップを行うこともできる利点がある。医師の増員に合わせて土曜日午後や平日夜間など診療時間を拡充することが容易であることもこの方法の利点である。

b．看護師の診療体制

藤沢町民病院では内科外来の診察室にはできるだけ診療クラークを配置して，看護師は問診，処置，説明などに専念できるようにしてきた。健康増進外来では看護師との面談に引き続き医師と3名での診療を行っている。看護師の確保と訓練が容易でなければ管理栄養士を訓練して健康増進外来の担当とする方法も検討したい。

c．院外への波及

これまで健康増進外来を新に導入するために，当院に見学研修に来られた医療機関は多いが実際に実践している医療機関は仙台市の土橋医院のみである。今後，健康増進外来に取り組む医療機関が増加して，お互いの知恵が交換できることを期待している。

健康増進外来は未完成でこれからも発展を続けるものだと信じている。時代も変わり，人も変わる。健康増進外来の強みはクライエントが自分で解決法を探し，それをスタッフが支える構造である。陳腐化することなく，変化していきたい。

〈佐藤元美〉

おわりに

　神様が私に医師として夢を1つだけ叶えてくれると言ったとします。私は躊躇なく健康増進外来の専従医師になることを願います。それほど健康増進外来は楽しい外来です。
　健康増進外来の何が魅力的なのでしょうか。
　患者を信頼し，徹底的に応援することで，自然と患者の生活習慣の改善が進みます。患者が持つ自己治癒力には本当に感動します。そして，患者の笑顔が多いことも健康増進外来の特徴で，その笑顔から私たちスタッフは元気をもらいます。医療者も健康的になれる外来なんて滅多にありません。

　ところで，私は佐藤院長から，健康増進外来の構想を，藤沢町民病院への異動直前の2003年3月に聞きました。私は，一切のためらいもなく賛同しました。藤沢町民病院の前任地でも，個人的に，行動療法をとり入れた糖尿病診療を試みていたので，健康増進外来は私にとってその試みを本格的に取り組むチャンスだったからです。
　あれから7年がたちました。私は後期研修医から内科長へと立場が変わりました。また，健康増進外来の中心である担当看護師の面談力もどんどんあがっています。そして，元気な患者がますます増えています。外来の開設から日を追うごとに，患者への効果のみならず，スタッフ自身も成長しています。

　健康増進外来は，藤沢町民病院だからできるという意見を多く聞きます。しかし，それは誤解です。
　私は総合医であり，糖尿病専門医ではありません。そして健康増進外来の全スタッフも，カウンセリングや糖尿病の専門家ではありません。その点，格段に特別な知識や技術を持った集団ではありません。ただ，患者さんの声にしっかり耳を傾け，患者の健康をサポートしたいという気持ちで一致した仲間です。また，健康増進外来の方法論は，指導せず，注意せず，患者に寄り添い，1人の患者さんをじっくり時間かけて診察するというスタイルであり，特殊な技術は要しません。したがって，健康増進外来は藤沢町民病院に限らず，上記のス

ピリットさえあれば，どこでも展開可能な外来です。

　本書は，健康増進外来に興味を持った医療者や医療機関が，健康増進外来方式を簡単に導入できるように，なるべく具体的に書きました。また，本書の特徴として，実際の患者さんに文章をよせてもらいました。健康増進外来は，外来の趣旨に賛同し，定期通院して下さる患者さんの協力があって熟成されてきました。その意味では患者さんが最大の功労者です。その功労者に率直な意見を聞きたいと思っていましたし，その声を多くの方に届けたいと考えました。
　本書が，従来の糖尿病診療に限界を感じている方，あるいはもっと患者中心の医療を実践したいと考えている方々などに参考になりますと幸いです。そして，私たちの試みに興味を持って下さり，また実践してくれる医療機関が増えることも祈っています。
　最後に，健康増進外来という夢を下さった佐藤院長，健康増進外来を支えている菊池里美看護師をはじめ全スタッフの皆さん，そして何より私たちの試みに賛同し受診して下さる患者さんに深く感謝いたします。また，本書を出版してくださった新興医学出版社に感謝いたします。ありがとうございました。

(松嶋　大)

参考文献

健康増進外来に関する佐藤の論文

1) 佐藤元美：健康病院を創ろう私の地域包括ケア論．地域医療42巻1号，2004年6月30日．
2) 佐藤元美：生活習慣「生活習慣の現状把握する」．糖尿病診療マスター3（2）：248，2005．
3) 佐藤元美：生活習慣「達成率が低い時には，達成できた例外を探す」．糖尿病診療マスター3（2）：250，2005．
4) 佐藤元美：生活習慣「行動目標は患者自身が決める」．糖尿病診療マスター3（2）：252，2005．
5) 佐藤元美：健康増進外来で患者満足度を高める「私が目指す健康病院」．糖尿病診療マスター3（2）：327，2005．
6) 佐藤元美：生活習慣病患者のやる気を引き出す会話術「偏った食事をとる患者生活習慣を変えるこつ」．循環plus 6（3）：10，2006．
7) 佐藤元美：健康増進外来で広がる健康のチャンス．JIM 16（12）：984，2006．
8) 佐藤元美：「我らスローセラピー宣言」：モダンフィジシャン27（8）：1172-1173，2007．
9) 佐藤元美：心理的サポートを重視した糖尿病外来「健康増進外来」の試み．メディカル朝日2008年4月号．
10) 佐藤元美：心理的サポートを重視した糖尿病外来「健康増進外来」の試み．日本心療内科学会誌12：135-139，2008．

健康増進外来に関する松嶋の論文，学会発表

論文

1) 松嶋　大，佐藤元美：健康増進外来：糖尿病領域への患者中心の医療の実践．日本プライマリ・ケア学会誌31（3）：165-170，2008．
2) 松嶋　大：健康増進外来とは？糖尿病診療マスター3（2）：327-330，2005．
3) 松嶋　大，佐藤元美，菊池里美，梶井英治：セルフ・モニタリング法を用いて患

者に自発的な行動変容を促す「外来での生活習慣改善支援策」. JIM 18 (9): 788-791, 2008.

学会発表
1) 松嶋 大, 佐藤元美：糖尿病患者に対する健康増進外来の試み. 第27回日本プライマリ・ケア学会, 横浜, 2004年6月6日.
2) 松嶋 大：健康増進外来の立ち上げ. 第205回現地研修会（ナラティブの臨床実践）, 岩手, 2007年2月10日.
3) 松嶋 大, 関根沙耶花, 齋藤暢是, 菊池里美, 佐藤元美：健康増進外来による糖尿病患者の心理的側面に対する効果. 第47回全国自治体病院学会, 福井, 2008年10月17日.
4) 関根沙耶花, 松嶋 大, 齋藤暢是, 菊池里美, 松嶋恵理子, 佐藤元美：健康増進外来による糖尿病患者の主観的健康感に対する効果. 第47回全国自治体病院学会, 福井, 2008年10月17日.
5) 関根沙耶花, 松嶋 大, 齋藤暢是, 佐藤元美：糖尿病患者に対する健康増進外来の治療効果の評価. 第48回全国国保地域医療学会, 横浜, 2008年10月17日.
6) 松嶋 大, 関根沙耶花, 齋藤暢是, 佐藤元美：健康増進外来による糖尿病患者の心理的側面に対する効果. 第48回全国国保地域医療学会, 横浜, 2008年10月17日.
7) 松嶋 大：患者に学び, 患者と共に歩む医療の実践. 第325回現地研修会（健康増進外来のネットワーク）, 岩手, 2008年11月22日.
8) 松嶋 大, 関根沙耶花, 各務裕美子, 佐藤元美：心理的サポートを重視した糖尿病専門外来（健康増進外来）による糖尿病患者への治療効果. 第106回日本内科学会総会, 東京, 2009年4月11日.
9) 松嶋 大, 関根沙耶花, 各務裕美子, 佐藤元美：心理的サポートを重視した糖尿病専門外来（健康増進外来）の治療効果. 2009年プライマリ・ケア関連学会連合学術会議, 京都, 2009年8月22日.
10) 松嶋 大, 佐藤元美：心理的サポートを重視した糖尿病専門外来（健康増進外来）の意義. 第4回医療の質・安全学会学術集会, 東京, 2009年11月21日.
11) 松嶋 大：住民の健康づくり国保直診の取組み. 岩手県国保制度充実強化フォーラム, 盛岡, 2010年8月31日.

健康増進外来の参考になった図書類

以下は，佐藤が健康増進外来の構想と実践に影響を受けた図書類である．簡単な解説を加えている．

1) C・ホワイト／D・デンボロウ 編（小森康永 監訳）：ナラティヴ・セラピーの実践．金剛出版，2000．
（地域と医師，あるいは患者と医師の関係を考え直したい，言葉を替えれば権威によらず地域と患者に役立つ医師の在り方を模索していた時に出会った本．ナラティヴ・セラピーは精神疾患への心理的アプローチの一つである．あまりにも精神疾患と糖尿病に類似点が多く見出されて驚いた．第9章はバーバラ・ウィンガードの「シュガー」の紹介である．このオーストラリアのアボリジニ女性のための糖尿病への取り組みにすっかり魅了された．）

2) シーラ・マクナミー，ケネス・J・ガーゲン 編（野口裕二・野村直樹 訳）：ナラティヴ・セラピー，社会構成主義の実践．金剛出版，1997．
（ナラティヴ・セラピーと社会構成主義をキーワードに論じた本である．診察における会話を180度変える必要に迫られた．患者の物語を聴き，患者の新しい物語を書き換える共同制作者としての医師，そのような医師像が生まれた．）

3) ケネス・J・ガーゲン（東村知子 訳）：あなたへの社会構成主義．ナカニシヤ出版，2004．
（自己，真理，理性，道徳，知識などの徹底的な検証を行い，新しい時代の考え方として社会構成主義を示している．コテンパンに打ちのめされて，しばらくは立ち直れなかった．）

4) スコット・D・ミラー，インスー・キム・バーグ（白木孝二・小関哲郎・田中ひな子・高工弘貴・於保明子 訳）：ソリューション・フォーカスト・アプローチ，アルコール問題のためのミラクル・メソッド．金剛出版，2000．
（SFAについての入門書である．）

5) 内分泌糖尿病心理行動研究会 編（中井吉英 監修）：医療における心理行動科学的アプローチ，糖尿病・ホルモン疾患の患者と家族のために．新曜社，2009．
（現在の糖尿病への心理行動科学的アプローチが網羅されている．）

6) インスー・キム・バーグ，イボンヌ・ドラン（長谷川啓三 訳）：解決の物語ー希望がふくらむ臨床事例集．金剛出版，2003．
（SFA，ブリーフ・セラピーの事例集である．「ミラクル・クエスチョン」「例外探し」「スケーリング・クエスチョン」「コンプリメント」などは健康増進外来のキ

ーワードでもある．)
7) 森　俊夫："問題行動の意味"にこだわるより"解決志向"で行こう．ほんの森出版，2001．
（笑いながら解決志向アプローチが学べる不思議な本。不登校についての記述がそのまま糖尿病に置き換えて理解できる。）

巻末資料

　ここでは，健康増進外来で実際に用いている資料を示します．本資料を使用される場合は，出所を明記したうえで，ご利用下さい．

資料1．セルフ・チェック表の使用方法（P. 25）

　生活習慣の改善には，ゆっくりと自分の生活や行動，体調を振り返ってみることが大切です．セルフチェック表にご自分の生活を記録することで，健康的な生活習慣について考える機会が増え，目標の行動が維持継続できるよう願っています．

- 自分が普段無意識に行なっている食事，運動，飲酒などを振り返ることで，何か改善できそうな目標が見えてくるはずです．取り組みやすい行動目標から始めてみましょう．
- 行動目標が決まったらセルフチェック表に記入し，目立つところに置いて実行してみましょう．
- 自分で立てた行動目標ができたら○，半分できたら△，できなかったら×を記入します．
- その日の出来事や体調，行事などを生活メモ欄に自由に記載します．毎日の生活を振り返ることによって，色々と見えてくる自分の生活習慣の変化や体調の変化などについてゆっくり考えてみる良い機会としてください．
- 1ヵ月経過したらもう一度自分の立てた行動目標を振り返ってみましょう．できた日数が多ければそのまま継続して目標に取り組みましょう．
- できない日が多くても体調不良や行事によって実行できない場合もありますので，無理なくできそうなら継続して実行してみましょう．
- もし無理な行動目標と感じた場合は，もう一度取り組めそうな行動目標に変えて実行してみましょう．

資料2．事前調査資料（P.20）

生活習慣初期調査票（増進外来用）　　No1

■身長・体重

現在の身長	cm
現在の体重	Kg
BMI≧25　体重÷身長m²（　　　）標準体重（　　　）	
過去の体重（20歳の頃）	Kg
過去の体重（最高体重　　歳頃）	Kg

■家族構成

■仕事内容

■検査データー

	あなたの数値	[基準値]	病名or治療の有無	家族病名歴
■腎機能	BUN（　）mg/dl Cre（　）mg/dl	[8～20] [0.65～1.09]	（有・無）	（有・無）
■肝機能	GTP（　）IU/l GOT（　）IU/l γ-GT（　）IU/l	[～30] [～30] [～50]	（有・無）	（有・無）
■脂質	TG（　）mg/dl LDL（　）mg/dl HDL（　）mg/dl	[～149] [～119] [40～80]	（有・無）	（有・無）
■血糖	随時（　）mg/dl HbA1c（　）m/dl	[≧200] [～5.4]	（有・無）	（有・無）
■血圧	（　/　）mmHg		（有・無）	（有・無）
■治療中	その他の治療中又は，治療した事がある病気と，家族病歴について			

■喫煙

・現在タバコを吸っていますか（はい・いいえ）	（　）歳から（　）本/日
・喫煙経験はありますか？	（　）歳まで（　）本/日吸っていた

■運動

・週2回以上，決まった運動をしている	はい・いいえ　（　）週/回
・通勤や仕事で1日30分以上歩いている	はい・いいえ　（　）歩
・運動量の多い仕事である	はい・いいえ　（　）週/回
・仕事や家庭では体を良く動かしている	はい・いいえ
・なるべく車を利用しないようにしている	はい・いいえ
・休日は体を動かすようにしている	はい・いいえ
・急いで歩いたり，走ったりしても息切れしない	はい・いいえ
・歩く事が好きである	はい・いいえ
・肩こり，腰痛，筋肉痛，倦怠感を感じない	はい・いいえ
・ストレスがない	はい・いいえ
・運動する上で気をつけていることはなんですか（　　　　　　　）
・運動習慣がある方は（　　）を（　回/週）。又は，（　　）を（　回/週）
・1日平均歩数（　　歩）：多い日（　　歩）：少ない日（　　歩）
・その他

■飲酒 No2

・外で一人でも飲む時がある	・無い	・時々ある	・良くある
・酒の誘いを断れない	・断る	・相手による	・断れない
・酒の飲む頻度は	・週1～2回	・週3～4回	・殆ど毎日
・外で飲む頻度は	・週1～2回	・週3～4回	・殆ど毎日
・自分から酒の席に誘う事がある	・無い	・時々ある	・良くある
・やめようと思っても飲んでしまう	・無い	・時々ある	・良くある
・飲む時のつまみは	・食べない	・適度に食べる	・食べ過ぎる
・休日前は飲み過ぎる	・無い	・時々ある	・良くある
・眠れないので飲む時がある	・無い	・時々ある	・良くある
・気晴らしに飲む時がある	・無い	・時々ある	・良くある
・飲んだ翌日は酒が残ると感じる	・無い	・時々ある	・良くある
・1日の平均飲酒量は	ビール(大・中　　　本) 日本酒(　　　合) ウィスキー(S・W　　　杯) 焼酎(　　　合) ワイン(　　　杯)		
・飲み過ぎたと感じる飲酒の量は？（　　　　　　　　　　　　　　　　　　　　　　）			
・飲酒時に気をつけている事がありますか？（　　　　　　　　　　　　　　　　　）			
・飲酒時のつまみで多いのは何ですか？（　　　　　　　　　　　　　　　　　　　）			
・酒と健康の関係ついて気になる事はありますか？ （　　　　　　　　　　　　　　　　　　　　　　　　　　　　　　　　　　　）			

■食事

・食事時間が不規則である	はい・いいえ
・1日2食のことがある	はい・いいえ（　　/日・週）
・良くコンビニ弁当を利用する	はい・いいえ（　　/日・週）
・良く仕出弁当を利用する	はい・いいえ（　　/日・週）
・外食することが多い	はい・いいえ（　　/日・週）
・米飯を1食どのくらい食べていますか	朝（　　g）昼（　　g）夜（　　g）
・脂っこい料理を良く食べる	はい・いいえ（　　/日・週）
・てんぷらやフライを良く食べる	はい・いいえ（　　/日・週）
・マヨネーズ・ドレッシング類は良く使用する	はい・いいえ（　　/日・週）
・かぼちゃ・サツマイモ・トウモロコシを良く食べる	はい・いいえ（　　/日・週）
・塩辛い物や漬物を良く食べる	はい・いいえ（　　/日・週）
・野菜・海藻類はあまり食べない	はい・いいえ
・魚より肉が多い	はい・いいえ 比率は、（　　対　　）
・果物を多く摂るたとえば、どんな果物ですか	（　　/日・週）果物の種類（　　）
・乳製品（牛乳・チーズ・ヨーグルト類）を多く取る	はい・いいえ（　　/日・週）
・レトルト食品（カップラーメン）を良く食べる	はい・いいえ（　　/日・週）
・缶ジュースや缶コーヒー清涼飲料水を良く飲む	はい・いいえ（　　/日・週）
・栄養ドリンク剤や栄養補助食品を時々とる	はい・いいえ（　　/日・週）
・間食をする（煎餅・和菓子・洋菓子・菓子パン等）	はい・いいえ（　　/日・週）
・夕食後に間食（菓子・果物・夜食など）をする	はい・いいえ（　　/日・週）
・週末にたくさん食べてしまう（どか食いをする）	はい・いいえ
・食べ方が早いほうだ（良く噛んで食べない）	はい・いいえ
・家族が残した物を食べる	はい・いいえ
・食べたら動かない	はい・いいえ
・テレビや新聞を見ながら食べる（ながら食い）	はい・いいえ
・酒の付き合いや宴会、会食が多い	はい・いいえ（　　/日・週）
・食習慣で気をつけている事があれば教えてください	

アンケート調査の食習慣と生活習慣の傾向		No3
食生活習慣アンケートと食事記録表からの傾向と問題点			

	問題点	改善点
食事の摂り方や バランス		
間食の摂り方	問題点	改善点
果物の摂り方	問題点	改善点
飲酒	問題点	改善点

運動習慣や歩く習慣のアンケートからの傾向（または，仕事の労働量）			
仕事内容に関して	問題点		改善点
1日歩数	歩	歩	改善点
運動習慣や 歩く習慣について	問題点		

考えられる行動目標及びできそうな行動目標

資料3. セルフ・チェック表 (P.25)

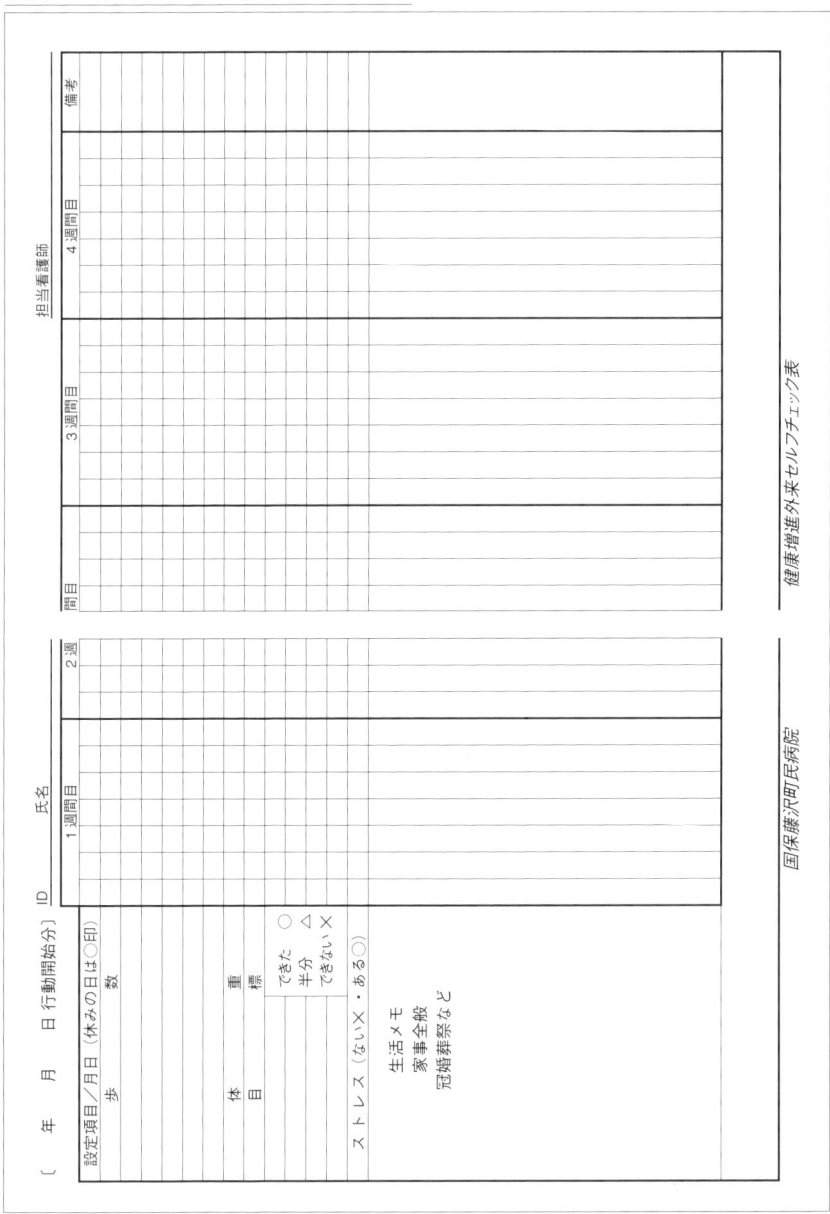

健康増進外来セルフチェック表

国保藤沢町民病院

(　年　月　日 行動開始分) ID　　　　　氏名　　　　　担当看護師

設定項目/月日 (休みの日は○印)

歩数

体重

目標

できた ○
半分 △
できない ×

ストレス (ない× ・ ある○)

生活メモ
家事全般
冠婚葬祭など

1週間目 / 2週間目 / 3週間目 / 4週間目 / 備考

資料4. 食事記録表（P.32）

氏名　　　　　　　殿
年　　月　　日

指示カロリー　　キロカロリー　　単位					表1	表2	表3	表4	表5	表6	付録
時間	献立	食品名	目安	数量							
(　:　) あさ											
(　:　) 間食											
(　:　) ひる											
(　:　) 間食											
(　:　) よる											
(　:　) 間食											
計											

食事記録表記入例

時間	指示カロリー 献立	キロカロリー 食品名	単位 目安	数量	表1
(7:30) あさ	御飯 味噌汁 卵焼き 野菜サラダ	米 だいこん にんじん いも 味噌 卵 醤油 レタス きゅうり ハム ぽん酢	中茶碗1杯 おちょこ1杯 おちょこ1杯 おちょこ1杯 少々 1ヶ 少々 葉っぱ3枚位 1本 ハーフサイズ1枚 少々		
(10:00) 間食	りんご お茶	りんご お茶	半分 200ml		

索　引

〔A〕
足の評価 …………………………36

〔B〕
バーバラ・ウィンガード ………8
バンデューラの自己効力感 ……6

〔F〕
藤沢町民病院 …………………2, 3
フットケア ………………………36
フルタイム健康増進外来 ………60

〔H〕
Health promoting hospital project ……7

〔I〕
院外処方 …………………………37

〔J〕
熟考期 ……………………… 15, 27
準備期 ……………………… 15, 27

〔K〕
解決志向型アプローチ …… 25, 31
外来看護 …………………………44
患者―医師関係 …………………18
患者―担当看護師関係 …17, 18, 45
管理栄養士 ………………………32

共感 ………………………………23
傾聴 ………………………………23
健康関連QOL …………………36
健康病院構想 ……………………7
行動期 ……………………………27
行動変容モデル …………… 15, 27
行動目標 …………………………29
行動療法 …………………………25

〔N〕
ナイトスクール …………………9
無知の姿勢 ………………………11

〔P〕
PAID ………………………… 36, 41
プロチャスカのステージング理論 …6
プロフィール調査外来 …………20

〔S〕
SF-36 ………………………… 36, 41
シュガー …………………………8
食事指導 …………………………32
生活習慣聞き取り調査 …………21
生活習慣病管理料 ………… 14, 37
セルフ・チェック表 ……… 25, 30
セルフ・モニタリング法 … 25, 30
総合診療方式 ……………… 34, 60

【T】

担当看護師制度 …………………17
チーム医療 ………………………44
糖尿病研究会 ……………………5
投薬治療 …………………………34
自己中断 …………………………43

【Z】

事前調査資料 ……………………19
前熟考期 …………………………27
増進ナース ………………………10

著者略歴

佐藤 元美　Motomi Sato, M.D.

岩手県生まれ．自治医科大学医学部卒業後，岩手県立宮古病院，岩手県立久慈病院で内科医として勤務．1992年に岩手県藤沢町に移り，1993年に国民健康保険藤沢町民病院を創設して病院長となる．2005年からは藤沢町民病院事業管理者となり，医療と介護の一体的運営を行っている．岩手県地域医療研究会会長，岩手県医療審議会委員，自治医科大学学外講師，岩手医科大学臨床教授．

著書など：「高齢者の外来診療で失敗しないための21の戒め」（共編）医学書院，2001
　　　　　「テキスト地域医療」（分担編集）医学書院，2009
　　　　　「保健福祉活動の手引き」（共著）ぎょうせい，2000
　　　　　「妊婦・更年期婦人が一般外来にきたとき」（共著）医学書院，1999
　　　　　「レジデント臨床基本技能イラストレイテッド第2版」（共著）医学書院，2001

関心領域：医療過疎地の医療の質の向上，コミュニケーション

松嶋 大　Dai Matsushima, MD, PhD.

岩手県盛岡市生まれ．医学博士．2000年岩手医科大学医学部卒業．同年，自治医科大学地域医療学教室に入局．自治医科大学附属病院総合診療部の初期研修を経て，ゆきぐに大和病院，国保藤沢町民病院，沖縄県立中部病院，岩手県立大東病院にて後期研修を行った．2009年自治医科大学医学部大学院博士課程卒業．2009年より国保藤沢町民病院内科長として地域医療に取り組んでいる．また自治医科大学地域医療学センター地域医療学部門助教を兼任．

専門分野：一般内科，総合診療

© 2011　　　　　　　　　　　　　　第1版発行　2011年7月20日

健康増進外来
理想の糖尿病外来をめざして

著　者　　佐　藤　元　美
　　　　　松　嶋　　　大

（定価はカバーに表示してあります）

〈検印廃止〉

発行者　服　部　治　夫
発行所　株式会社 新興医学出版社
〒113-0033　東京都文京区本郷6-26-8
電話　03（3816）2853
FAX　03（3816）2895

印刷　株式会社 藤美社　　ISBN978-4-88002-819-4　　郵便振替　00120-8-191625

- 本書の複製権・上映権・譲渡権・公衆送信権（送信可能化権を含む）は株式会社新興医学出版社が保有します．
- 本書を無断で複製する行為，（コピー，スキャン，デジタルデータ化など）は，著作権法上での限られた例外（「私的使用のための複製」など）を除き禁じられています．研究活動，診療を含み業務上使用する目的で上記の行為を行うことは大学，病院，企業などにおける内部的な利用であっても，私的使用には該当せず，違法です．また，私的使用のためであっても，代行業者等の第三者に依頼して上記の行為を行うことは違法となります．
- JCOPY 〈(社)出版者著作権管理機構 委託出版物〉
本書の無断複写は著作権法上での例外を除き禁じられています．複写される場合は，そのつど事前に(社)出版者著作権管理機構（電話 03-3513-6969，FAX 03-3513-6979，e-mail : info@jcopy.or.jp）の許諾を得てください．